Beş Element Akupunkturu

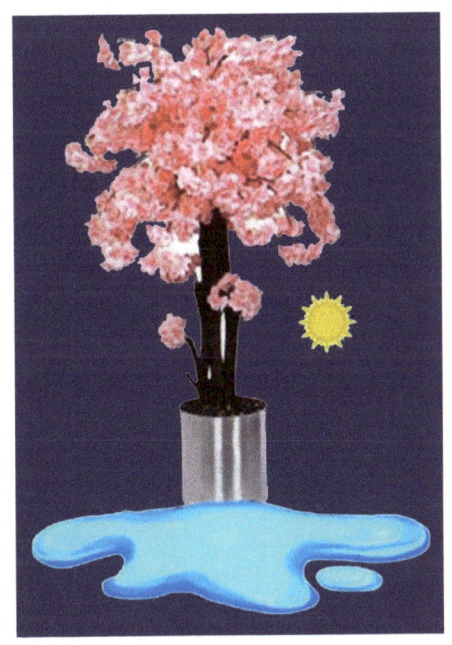

DR. ADNAN UZUN

Temmuz, 2024

İSTANBUL

Kitap adı: BEŞ ELEMENT AKUPUNKTURU
Yazar adı: Dr. Adnan Uzun
Editorial & Kapak Tasarım: © E-Kitap Projesi
Yayıncı (Publisher): E-KİTAP PROJESİ & CHEAPEST BOOKS

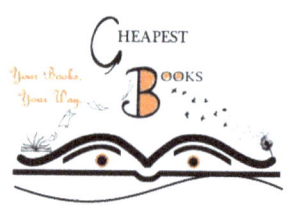

www.cheapestboooks.com
www.ekitaprojesi.com
Yayıncı Sertifika No: 45502
İstanbul, Temmuz / 2024
ISBN: 978-625-6235-09-0
eISBN: 978-625-6235-10-6

İLETİŞİM
E-posta:
drauzun@hotmail.com

Cevap ve yorumlarınız için:
{For reply and your comments}
https://www.ekitaprojesi.com/books/bes-element-akupunkturu
www.facebook.com/EKitapProjesi
© Dr. Adnan Uzun, 2024
Tüm yayın hakları yazar ve yayıncıya aittir.
İzinsiz kısmen veya tamamen kopyalanamaz.

İçindekiler:

Yazarın Kısa Özgeçmişi 8
ÖNSÖZ 10
AKUPUNKTURUN TANIMI 12
BEŞ ELEMENT TEORİSİNİN TANIMI 17
BEŞ ELEMENT TEORİSİNİN TARİHÇESİ 20
BEŞ ELEMENT TEORİSİNE GİRİŞ 22
BEŞ ELEMENT VE İLİŞKİLİ OLDUĞU
KAVRAMLAR 24
ORGANLAR 27
DUYU ORGANLARI 28
DOKULAR 29
DUYGULAR 30
MEVSİMLER VE ÇEVRESEL FAKTÖRLER 33
TATLAR 34
RENKLER 35
SESLER 36
RUHLAR 37
    PO (BEDENSEL RUH) 37
    SHEN 39

HUN (ETERİK RUH) 41
ZHİ 45
Yİ (AKIL) 45
KOKU 46
MÜZİK VE NOTALAR 47
TAHILLAR 48
YÖNLER VE SAYILAR 49
BEŞ ELEMENTİN KARŞILIKLI İLİŞKİLERİ 52
1. ANA OĞUL ETKİLEŞİMİ (SHENG SİKLUSU) 52
2. KONTROL EDİCİ ETKİLEŞİM (KE SİKLUSU) 56
3. AŞIRI BASKILAYICI ETKİLEŞİM 57
4. AŞAĞILAYICI ETKİLEŞİM 59
BEŞ ELEMENT TEORİSİNE GETİRİLEN ELEŞTİREL YAKLAŞIMLAR 62
  BİRİNCİ ELEŞTİRİ: 62
  BİRİNCİ ELEŞTİRİYE CEVAP: 63
  İKİNCİ ELEŞTİRİ: 64
  İKİNCİ ELEŞTİRİYE CEVAP: 65
KARDEŞ ORGANLARIN VE BUNLARA AİT MERİDYENLERİN ENERJİ GÖRÜNÜMLERİ .. 68
TERMİNOLOJİK BİLGİLENDİRME 73
HASTALIKLARA YAKLAŞIMDA ÜÇ ADIM 75
  BİRİNCİ ADIM 77

ARIZALI HAVUZU BUL 77
İKİNCİ ADIM 97
HAVUZUN ISISINI KONTROL ET 97
ÜÇÜNCÜ ADIM 130
ARIZALI HAVUZUN ISISINI DÜZENLE .. 130
BEŞ ELEMENT AKUPUNKTURU 142
AKCİĞER MERİDYENİ BEŞ SHU NOKTALARI 148
KALIN BAĞIRSAK MERİDYENİ BEŞ SHU NOKTALARI 154
METAL ELEMENTİ İLE İLGİLİ ÖRNEK VAKALAR 159
ÖRNEK VAKA 1 (AKUT SİNÜZİT): 159
ÖRNEK VAKA 2 (SIK TEKRARLAYAN ÜSYE): 161
ÖRNEK VAKA 3 (ASTIM VE KRONİK KABIZLIK) 164
ÖRNEK VAKA 4 (ÜLSERATİF KOLİT VE ASTIM): 166
ÖRNEK VAKA 5 (OMUZ AĞRISI): 169
ÖRNEK VAKA 6 (LATERAL EPİKONDİLİT):172
MİDE MERİDYENİ BEŞ SHU NOKTALARI ... 174
DALAK MERİDYENİ BEŞ SHU NOKTALARI. 176
TOPRAK ELEMENTİ İLE İLGİLİ ÖRNEK VAKALAR 179
ÖRNEK VAKA 1 (KRONİK GASTRİT): 179

ÖRNEK VAKA 2 (LENFÖDEM): 181
ÖRNEK VAKA 3 (TEKRARLAYAN AYAK BİLEK BURKULMASI): 182
ÖRNEK VAKA 4 (AKUT TONSİLLİT): 183
KALP MERİDYENİ BEŞ SHU NOKTALARI ... 189
İNCE BAĞIRSAK MERİDYENİ BEŞ SHU NOKTALARI 193
PERİKARD MERİDYENİ BEŞ SHU NOKTALARI 196
SANJİAO MERİDYENİ BEŞ SHU NOKTALARI 200
ATEŞ ELEMENTİ İLE İLGİLİ ÖRNEK VAKALAR 203
   ÖRNEK VAKA 1 (ANGİNA PEKTORİS): 203
   ÖRNEK VAKA 2 (İNCE BAĞIRSAKTA İLEUS): 205
   ÖRNEK VAKA 3 (DİLDE AĞRILI AFT): 209
   ÖRNEK VAKA 4 (HİPERTANSİYON): 211
   ÖRNEK VAKA 5 (KARPAL TÜNEL SENDROMU): 214
   ÖRNEK VAKA 6 (KEKEMELİK): 217
KARACİĞER MERİDYENİ BEŞ SHU NOKTALARI 219
SAFRA KESESİ MERİDYENİ BEŞ SHU NOKTALARI 222
AĞAÇ ELEMENTİYLE İLGİLİ ÖRNEK VAKALAR 226

ÖRNEK VAKA 1 (MİGREN): 226

ÖRNEK VAKA 2 (AKUT KOLESİSTİT): 231

ÖRNEK VAKA 3 (EPİLEPSİ): 234

ÖRNEK VAKA 4 (VERTİGO): 238

ÖRNEK VAKA 5 (VERTİGO VE BEL AĞRISI): 244

ÖRNEK VAKA 6 (MİGREN VE AYAK BİLĞİ TENDON RÜPTÜRÜ) 247

BÖBREK MERİDYENİ BEŞ SHU NOKTALARI 250

MESANE MERİDYENİ BEŞ SHU NOKTALARI 253

SU ELEMENTİ İLE İLGİLİ ÖRNEK VAKALAR 256

ÖRNEK VAKA 1 (BEL AĞRISI): 256

ÖRNEK VAKA 2 (İŞİTME KAYBI): 261

ÖRNEK VAKA 3 (AŞİL TENDİNİTİ): 265

ÖRNEK VAKA 4 (YAYGIN EKLEM AĞRISI): 268

ÖRNEK VAKA 5 (TİNNİTUS): 270

Yazarın Kısa Özgeçmişi

1977 Samsun Çarşamba doğumluyum. İlk, orta ve lise eğitimimi Çarşamba'da tamamladım. 1995 yılında Cerrahpaşa Tıp Fakültesini kazandım ve 2001 yılında mezun oldum. KBB ihtisasımı Ankara Numune Eğitim ve Araştırma Hastanesi'nde tamamladım. 2001 ve 2015 yılları arasında Kaman Devlet Hastanesi, Ardahan Devlet Hastanesi ve Ankara'da farklı özel hastanelerde çalıştım. 2015-2016 yıllarında Geleneksel Çin Tıbbı'na ilgi duymaya başladım ve bu yönde araştırma ve okumalara başladım. Geleneksel Çin Tıbbı, çok sayıda tedavi seçeneğini içinde barındıran bir tıp sistemidir. Akupunktur tedavisi, bu seçeneklerin en önemlisi olduğundan ve ülkemizdeki Geleneksel Çin Tıbbı eğitimi de ağırlıklı olarak akupunktur üzerinden verildiğinden, araştırmalarımı daha çok bu yönde yoğunlaştırdım. Akupunkturla ilgili kaynakların birçoğunun İngilizce olması ve benim de İngilizceyi yeterli seviyede bilmiyor olmam önümdeki en büyük engeldi. Akupunktura olan merakım, okuduğumu anlayabilecek kadar İngilizce öğrenmeme vesile oldu. Okudukça akupunkturun standart bir uygulama şeklinin olmadığını, dünyanın farklı bölgelerinde çok farklı ekollerin olduğunu gördüm. Öyle bir yola girmiştim ki bendeki akupunktur merakı ve sevgisi tarif edemeyeceğim bir boyuta ulaşmıştı. Bu ilmi birikimimi, sertifika alıp devam ettirmeye karar verdim. 2017 yılında Yıldırım Beyazıt Üniversitesi'nin açtığı sertifikalı kursa katılıp eğitimimi tamamladım. Tabii ki akupunktur eğitim süreci sonu olan, artık bitti diyebileceğiniz bir ilim dalı değil. En güzel öğrenme şeklinin, öğrendiğini başkalarına da anlatmak olduğuna inanırım. Bu inanç, 2019 yılında "Sistematik Akupunktur" ve "Kulak Akupunkturu" isimli iki tane kitap yazmama vesile oldu. Pratiğe dökülmeyen teorik bilgi unutulmaya mahkumdur. Bu süreç zarfında bilgi birikimimi pratiğe döküp edindiğim tecrübeler ışığında, herkes tarafınca kolay anlaşılabilecek yeni bir kitap kaleme almayı arzuladım. Hali hazırda özel bir tıp merkezinde mesleğimi icra etmekteyim. Evli ve iki çocuk babasıyım.

Op. Dr. Adnan Uzun

ÖNSÖZ

"Sistematik akupunktur" ve "Kulak akupunkturu" kitaplarından sonra "Beş element akupunkturu" isimli bu kitabı bitirmeyi ve siz okuyucuya takdim etmeyi nasip eden Rabb'ime hamd, onun Rasül'üne salât olsun. Akupunktur, GÇT'nın bir parçası olup, kişiye bütüncül bakış açısıyla bakmayı gerekli kılar. Akupunktur eğitim ve öğrenimi çok keyifli bir süreçtir. Uzun soluklu bir maraton gerektirir. Bu maratonda doğru yöntemi kullanmayan birçok hekim arkadaşın, maalesef bu koşuyu yarıda bıraktığına şahit olmaktayım. Akupunkturu bir mantık silsilesi ile anlattığımız bu kitaptaki yaklaşım tarzında teşbih sanatını sık kullandım. Böylece Batı Tıbbı eğitimi almış arkadaşlar tarafınca anlaşılması zor soyut konu ve kavramlar, çok daha kolay anlaşılır hale geldi. Okuyucu anlattığım prensipler doğrultusunda bu ilmi öğrenirse, her türlü hastalıkta kendi reçetesini çıkarabilecek duruma gelecek ve nokta akupunkturisti olmaktan kurtulacaktır.

Kitapta konumuzla ilgili gerekli gördüğüm temel akupunktur bilgilerine yer yer değinip, vermek istediğim mesajı, konuyu çok fazla uzatmadan doğrudan vermeye çalıştım. Kitapta sizlere bir resim çizdim. Bu resmin bütününü değil, önemli gördüğüm parçalarını çizdim. Resmin bütününün anlaşılması için mihenk taşı hükmündeki bazı parçalarda ayrıntıya girdim. Böylece okuyucu, resmin mihenk taşı hükmündeki parçalarını layıkıyla anladığında, resimdeki boşlukları kendisi çok rahat doldurabilecektir. Bu anlatım tarzı bizlere, ciltlerle kitap yazıldığında ancak anlaşılabilecek bir konuyu, kısa bir muhteviyat içerisinde aktarabilme kolaylığı sağladı. Bu nedenle kitabın hacminin az olması sizleri yanıltmasın. Konuyu geniş hacimde anlatan birçok kaynak kitaptan elde edeceğiniz bilgi birikimi, bu kitaptan elde edeceğiniz bilgi birikiminden daha fazla olmayacaktır.

Kitap, İngilizce tercümesiyle birlikte yazıldı. Akupunktur meraklılarının, zihinlerinde oturtamadıkları birçok meselenin cevabını bulacağı bu kitap, sınırları netlik kazanamamış birçok mevzuda getirdiği açıklamalarla bu alandaki büyük boşluğu dolduracaktır.

Op. Dr. Adnan Uzun

AKUPUNKTURUN TANIMI

GÇT'na göre her organın, meridyen adı verilen kendine ait bir enerji kanalı vardır. Bu meridyenlerdeki enerji akışı herhangi bir nedenle sekteye uğradığında, meridyenle ilgili veya organla ilgili semptomlar ortaya çıkabilir. Akciğer meridyeninin seyrine bakarak bu cümleyi biraz açalım. Akciğer meridyeni torakstan başlar, omuz, kol, dirsek ve el bileğinden geçerek baş parmakta sonlanır (Şekil 1). Meridyenin seyri boyunca enerjide bir tıkanıklık olduğunda, omuz ağrısı, dirsek ağrısı, el bileği ağrısı veya parmak ağrısı gibi kas iskelet sistemine ait hastalıklar ortaya çıkabilir. Yahut ağrı ortaya çıkmaz da meridyen seyri boyunca ciltte parestezi veya cilt döküntüleri şeklinde kliniğe yansıyabilir. Hastalık, meridyen seyri ile ilişkili sıkıntılarla kliniğe yansımayıp organla ilişkili semptomlarda da ortaya çıkabilir. Akciğer örneği üzerinden devam edecek olursak hasta öksürük, ses kısıklığı, nefes darlığı gibi organla ilişkili semptomlarla karşımıza gelebilir.

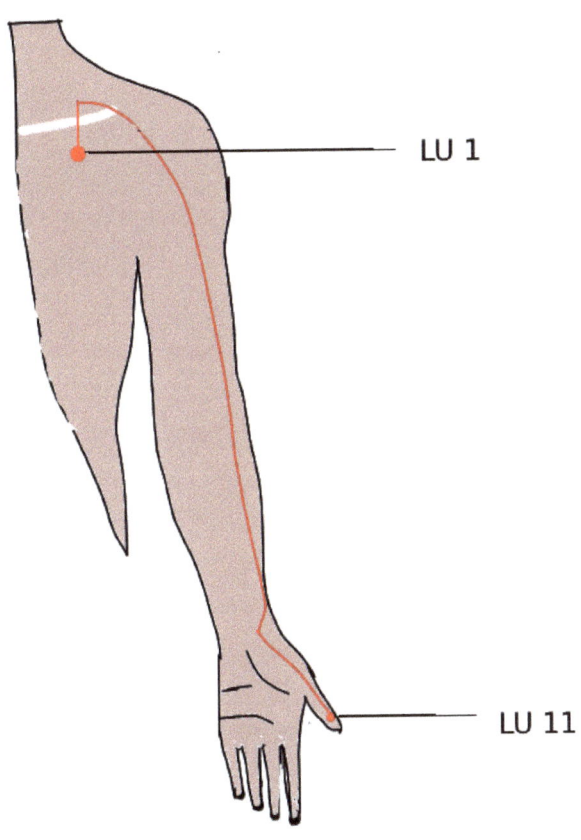

Şekil1: Akciğer meridyen seyri

Beş element teorisine göre her organın ilişkili olduğu duyu organı, duygu ve dokular vardır. Hasta kliniğe bunlara ait şikayetlerle de gelebilir. Bu cümleyi daha iyi anlamak için Şekil 2'ye bakınız. Şekilde böbrek ağacını görmektesiniz. Daha sonra göreceğimiz üzere GÇT'na göre her organın bir kardeş organı vardır. Böbreğin kardeş organı mesanedir. Bu nedenle bu ağacı böbrek ve mesane ağacı olarak kardeşiyle birlikte düşünün. Beş element teorisine göre bu iki organ su elementiyle temsil edilir. Su elementinde herhangi bir enerji dengesizliği olduğunda, ya meridyen seyri boyunca topuk ağrısı, diz ağrısı, bel ağrısı gibi semptomlarla bize gelebilir. Su elementinin ilişkili olduğu duyu organı kulaktır. Bu nedenle hasta bize işitme azlığı veya kulakta uğultu ve çınlama gibi şikayetlerle baş vurabilir. Su elementinin ilişkili olduğu dokular çok sayıdadır. Bunlar kemik, saç, diş, nöral dokular ve küçük eklemlerdir. Buna binaen hasta bize diş ağrısı, yaygın kemik ve eklem ağrılarıyla gelebilir. İlişkili olduğu duygu korkudur, hasta korkularıyla bize baş vurabilir. Ağacın kökünde böbrek ve mesane olduğu için impotans, dizüri, enüzezis gibi organ şikayetleri ile de gelebilir.

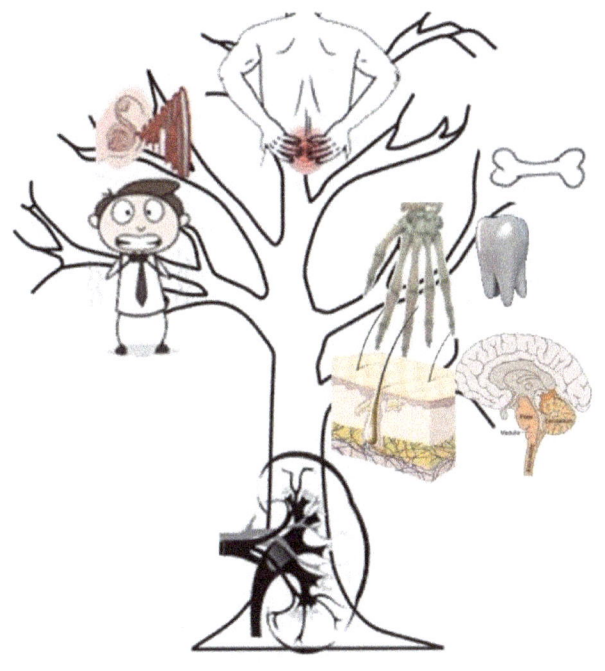

Şekil 2: Böbrek ağacı

Akupunktur ilmi, bütüncül bakış açısını gerektirir. Su elementinde bir enerji dengesizliği olduğunda hasta kas iskelet sistemine ait ağrılarla fizik tedavi uzmanına; kulakta uğultu, işitme kaybı gibi şikayetlerle kulak burun boğaz uzmanına; fobileriyle psikiyatriste, diş ağrısı ile diş hekimine; enürezis veya impotans şikayetleriyle üroloğa gidebilir. Bu uzmanlık dallarının herhangi birindeki bir hekim, eğer aynı zamanda akupunkturist ise kendi branşı ile ilgili şikayetleri rahatlatabileceği gibi, diğer branşlarla ilgili şikayetleri de rahatlatabilme ihtimali vardır.

İyi bir akupunkturist hastadaki semptom ve bulguları doğru bir şekilde değerlendirip ağacın kökünü tedavi etmeye odaklanır. Örneğin beli ağrıyan bir hastada, ağrıyan bölgeye lokal enjeksiyonlar yapıp hastanın semptomlarını rahatlatma işlemini dal tedavisi olarak görür. Tabii ki hastanın o an bel ağrısını rahatlatmak da önemli bir şey. Fakat bunu yaparken bu ağrıya sebep olan kök nedeni bulup, enerjiyi dengeleyen noktalarla kök tedavisi de yapılmalıdır. Kök tedavisi yapılmadan sadece dal tedavisi yapılan hastada, ortadan kaybolan semptomun kısa süre sonra tekrar ortaya çıkabileceğini veya aynı semptom ortaya çıkmasa dahi ağacın farklı dallarında kendisini farklı şekilde gösterebileceğini bilir. Örneğin kök tedavisi yapılmadan sadece diş müdahalesi yapılan hastada, diş ağrısı rahatlayabilir fakat sonrasında böbrek ağacının diğer dalında yer alan kulakta işitme kaybı veya çınlama şikayetleri ortaya çıkabilir.

Akupunktur, belirli akupunktur noktalarını kullanarak meridyenlerde ortaya çıkan tıkanıklığı, organlarda ortaya çıkan enerji dengesizliğini ortadan kaldırma sanatıdır. Hastada kök tedavisi yapabileceğimiz, enerjiyi dengeleyen noktaların başında beş shu noktaları gelir ki bu noktalar ve tedavide hangi mantıkla kullanılacağı ilerleyen pasajlarda anlatılacak. Tabii ki beş shu noktaların yanı sıra luo yuan noktaları, xi-cleft noktaları, back shu noktaları, front mu noktaları gibi enerjiyi dengeleyen çok sayıda nokta grubu da olmakla birlikte kitabımızda bu işi beş shu noktaları üzerinden nasıl yapacağımızı anlatmaya çalışacağız.

BEŞ ELEMENT TEORİSİNİN TANIMI

Beş elementin Çince karşılığı Wu Xing'dir. Wu: beş, Xing: sözlük manası hareket, süreç, davranış gibi manalara gelmekle birlikte terim olarak element anlamına gelir. Sözlük anlamı, elementlerin pasif, hareketsiz olmadığına, dinamik ve hareketli olduğuna işaret eder. Bu nedenle bazı kaynaklarda beş faz teorisi olarak da geçmektedir. Beş element teorisi, beş elementin, yani "Ağaç, Ateş, Toprak, Metal ve Su" elementlerinin maddi dünyamızı oluşturan temel malzemeler olduğunu ve bu elementlerin dengeyi korumak için aralarında bir ilişki içinde olduğunu söyler.

Yin-yang teorisi ve beş element teorisi, tıpta hastalığın kötü ruhlardan kaynaklandığı görüşünden, hastalığın yaşam tarzından kaynaklandığı şeklindeki natüralist görüşe doğru tarihsel bir sıçramayı temsil eder. Beş element teorisi ile, kâinatta yürürlükte olan kanunlar gözlemlenerek, aynı kanunların insan vücudunda da nasıl tezahür ettiğini yorumlayıp, organ ve dokuların fizyolojik işlevleri ve patolojik bozuklukları açıklanmaya çalışılır. Bu yaklaşım tarzı bizim dini ve kültürel mirasımızla da paralellik arz etmektedir. Söylemek istediğim manayı Şeyh Galip şu beytinde çok güzel dile getirir:

"Hoşça bak zâtına kim zübe-i alemsin sen

Merdümi dide-i ekvan olan Ademsin sen"

Hülasa Âdem, alemin özüdür denilmek isteniyor. Alemde cereyan eden kanunlar, yaratıcının birliği nedeniyle Âdem'de de aynı şekilde tezahür etmekte. Örneğin rüzgârın kainattaki etkilerine bakar, aynı etkilerin insan vücudunda nasıl tezahür ettiğini yorumlamaya çalışır. Rüzgâr paroksismal olarak ortaya çıkar, sonrasında birden kaybolur. Tıpkı bunun gibi paroksismal ataklarla seyreden astım, epilepsi, migren gibi hastalıklarda, iç rüzgâr varlığından şüphelenir. Rüzgârın kâinatta ağaçları titreştirdiği gözleminden yola çıkarak, vücutta aşırı hareketlilikle seyreden konvülziyon, tik, tiremor gibi hastalık ve semptomlarda rüzgârın varlığından şüphelenir. Rüzgârın kasırgaya döndüğünde ağaçları devirmesini, vücutta aşırı hareketsizlikle seyreden hemipleji, fasiyal paralizi gibi blok semptomlarına benzetir. Yine rüzgârın bir başka özelliği de gezici olmasıdır. Bu nedenle ürtiker gibi gezici lezyonların veya gezici ağrıların varlığında iç rüzgârdan şüphelenir.

Benzer yaklaşım örnekleri zikredilerek konu daha da uzatılabilir. Nem ağırlığı nedeniyle çökme eğilimi gösterir, ısınan hava ise yükselir. Bu benzetmeden anlaşılacağı üzere bel ve diz ağrıları gibi vücudun alt yarımında gözlenen hastalıklarda genellikle nem etyolojik neden olarak gözlenirken, migren gibi vücudun üst yarımında gözlenen hastalıklarda ise ısı hakimiyeti söz konusudur

Bu yaklaşım tarzı, Modern Tıp okumuş biz hekimlere ilk bakışta ilkel bir yaklaşım tarzı gibi görünmekle birlikte, geçmişi binlerce yıl öncesine dayanan bir tıp sisteminin hastalıklara bu şekilde yaklaşması kadar doğal bir şey olamaz. Akupunktur eğitimine yeni başlayan öğrencilere tavsiyem, bu sistem hangi mantık silsilesi ile geldi ise siz de o şekilde öğrenin ve tatbik edin. Batı Tıbbı yaklaşımı ile GÇT yaklaşımı birbirinden çok farklıdır. Hastalıkları değerlendirirken Batı Tıbbı gözlüğünü çıkarmayıp "inflamasyon varlığında antiinflamatuar noktalar, immün yetersizlikte immünmodülatör noktalar kullanılır" şeklindeki bir yaklaşım, sizleri nokta akupunkturisti olmanın ötesine taşımayacaktır.

[19]

BEŞ ELEMENT TEORİSİNİN TARİHÇESİ

Beş elementle ilgili ilk kaynak Zhou hanedanlığı (yaklaşık MÖ 1000-771) dönemine aittir. Beş element teorisi sadece tıpta değil astroloji, doğa bilimleri, takvim, müzik ve hatta siyasette bile uygulandı. Tarihsel açıdan bakıldığında, tıp teorisinin önemli bir dayanağıdır ve başlıca teşhis ve tedavi protokollerinden biridir. Modern klinik uygulamada beş element teorisi, uygulayıcıya ve uyguladıkları akupunktur tarzına bağlı olarak farklı şekillerde kullanılmaktadır.

Doğa'yı Yin-Yang ve Beş Element'in ışığında yorumlayan ve ondan politik sonuçlar çıkaran eski filozoflar, Çin hükümdarları tarafından çok saygı görüyor ve belki de biraz korkuluyordu. Örneğin, her hükümdar belirli bir element ile ilişkilendirilir ve törenler o belirli elementin rengine ve mevsimine uymak zorundadır. Bu filozoflar, beş elementin çeşitli döngülerine atıfta bulunarak, birbirini takip edecek hükümdarları tahmin edebileceklerini iddia etmişlerdir. Huang Di'nin [Sarı İmparator] yükselişi sırasında büyük solucanlar ve büyük karıncalar ortaya çıkmış. Bundan, toprak elementinin yükselende olduğunu sonucu çıkarılmış, rengimiz sarı olmalı ve işlerimiz toprak burcunun altına yerleştirilmelidir denmiş. Büyük Yu'nun yükselişi sırasında sonbahar ve kış aylarında solmayan bitkiler ve ağaçlar ortaya çıkmış, bundan, ağaç elementinin yükselende olduğunu sonucu çıkarılmış, rengimiz yeşil olmalı ve işlerimiz ağaç burcunun altına yerleştirilmelidir denmiş. Birinci yüzyılın başlarında beş elemente eleştirel yaklaşımlar yükselmeye başladı. Wang Chong (MS 27-97) beş element teorisinin tüm doğa olaylarını rijit bir şekilde yorumladığı eleştirisinde bulundu. Han hanedanlığı döneminde (MÖ 206-MS 220) beş element teorisinin Çin Tıbbı'ndaki etkinliği azalmaya başladı. Örneğin Han hanedanlığı döneminde Zhang Zhong Jing tarafından yazılan meşhur Çin Tıbbı klasiği olan "Soğuk Kaynaklı Hastalıkların Tartışması" adlı kitapta beş element teorisinden hiç bahsedilmez. Song Hanedanlığı (960-1279) döneminde Beş Element teorisi yeniden popülerlik kazandı. Ming Hanedanlığı'ndan (1368-1644) itibaren beş element teorisi tekrar popülaritesini kaybetti. Bu dönemde Çin Tıbbı'nda, dış ısıdan kaynaklanan bulaşıcı hastalıkların teşhisi ve tedavisi için kullanılan dört seviye ve üçlü ısıtıcıya göre hastalık paterni tanımlama çalışmaları hâkim oldu.

Görüldüğü üzere Geleneksel Çin Tıbbı'nın tüm muhteviyatı, tarihin dar bir bölümünde ortaya çıkmış ve bize o şekilde aktarılmış değil. Belirli dönemlerde beş element teorisi revaç bulmuş, belirli dönemlerde gözden düşmüş, sonrasında tekrar gündem olmuş. Gözden düştüğü

[21]

dönemlerde de Geleneksel Çin Tıbbı'nın farklı alanlarında gelişmeler olmuş.

BEŞ ELEMENT TEORİSİNE GİRİŞ

Konuya Sarı İmparator'un bir sözüyle giriş yapalım. "Tıbbın temellerini bilmeyen, beş element ve Qi hakkında bilgi sahibi olmayan sıradan bir hekim, kainattaki değişimlerin tıpta nasıl uygulandığına dair hiçbir bilgisi olmadan zamanını boşa harcar, reçetelere bağımlı kalır ve insanlara zarar verir".

Sarı İmparator'un "Reçetelere bağımlı kalır" cümlesiyle hem ilaç reçetesi hem de nokta reçetesini kastettiğini düşünüyorum. Yin Yang dengesini ve beş element teorisini bilmeyen bir hekim, karşısına çıkan her hastalıkta kullanması gereken noktaları, bu işi kendisinden daha iyi bildiğini düşündüğü bir başka kimseye sormak zorunda kalacak ve nokta akupunkturisti olmaktan kurtulamayacaktır. Yanlış anlaşılmasın, bunu ilmin kapısının soru sormaktan geçtiğini bilen bir kişi olarak söylüyorum, yeri gelecek biz hekimler mutlaka birbirimize danışacağımız, hastalıklar hakkında karşılıklı fikir alışverişinde bulunacağımız birçok vaka mutlaka olacaktır ve olmalıdır da. Kaynaklara baktığımızda bazı hastalıklarda otörlerin birbirleriyle çeliştiği çok sayıda vakaları bizzat göreceksiniz. Hatta konuya giriş yaptığımızda daha iyi anlayacağınız üzere, hastalıklara yaklaşımda 3 adım olarak adlandıracağımız adımlardan birincisi olan, hangi havuzun arızalı olduğu teşhisinde dahi otörlerin birbirleriyle çeliştiklerine şahit olacaksınız. Amacımız bu işi anladığımız şekliyle sizlere aktarmak, öğretmek ve öğretirken de aynı zamanda öğrenmektir. Bu işi öğrenmenin en kolay yolu akupunkturu eşinize, dostunuza ve hastalara uyguladığınız gibi kendi üzerinizde de uygulayıp tecrübe etmenizdir. Baklava hakkında hiçbir fikir sahibi olmayan, daha önce baklavayı hiç görmemiş, tatmamış bir kimseye onu tarif etmekle veya göstermekle veya tattırmakla hasıl olan ilmin mertebelerinin farklılığı aşikardır. Tabii ki baklavayı en iyi tanıyan onu tadan olacaktır. Tıpkı bunun gibi akupunkturu kendi üzerinizde uygulayıp, yaptığı etkileri bizzat müşahede ettiğinizde, bu ilmi çok daha iyi öğrenmiş olursunuz. Örneğin başınız ağrıyor, belirli akupunktur noktalarını kullandığınızda ağrının şiddetinde eğer artma oldu ise bu artış neye bağlı oldu, acaba seçtiğim havuz sıcaktı ben onu daha da mı ısıttım veya soğuktu ben onu daha da mı soğuttum gibi yaklaşımlarla kendi üzerinizde yorum yapmanız çok daha kolay ve neticesi çok daha verimli ve kalıcı olacaktır. Yanlış yaptığınız ve şikayetlerin artmasına neden olduğunuz bir uygulamada, uygulamayı durdurduğunuzda kısa sürede artan şikâyetin tekrar eski haline döndüğünü görürsünüz, hastaya genellikle kalıcı bir zarar vermezsiniz. "Genellikle" diyorum çünkü bazen havuzu yanlış değerlendirirseniz istenmeyen kalıcı neticelerin ortaya çıkma ihtimalinin de olduğunu aklınızdan çıkarmayın. Örneğin havuzun sıcak olduğu bir hipertansiyon vakasında siz havuzu daha da ısıttığınızda hastanın hipertansiyonu daha da yükselebilir ve SVO gibi bir sekel bırakabilirsiniz. Düşük de olsa böyle bir ihtimali göz ardı etmeyip, etkisi olan her şeyin yan etkisinin de olabileceğini bilmelisiniz.

BEŞ ELEMENT VE İLİŞKİLİ OLDUĞU KAVRAMLAR

Beş element teorisine göre her elementin ilişkili olduğu organ, duyu organı, doku, duygu, mevsim, çevresel faktör, tat, renk, ses, ruh, müzik, tahıl, yön ve sayılar vardır (Tablo 1). Bunların tanı ve tedaviye bakan önemli yönleri olduğu için tek tek incelenecektir.

Tablo 1	AĞAÇ	ATEŞ	TOPRAK	METAL	SU
ORGANLAR	KARACİĞER SAFRA KESESİ	KALP-İNCE BAĞIRSAK PERİKARD-SANJİAO	MİDE-DALAK	AKCİĞER-KALIN BAĞIRSAK	BÖBREK MESANE
DUYU ORGANI	GÖZ	DİL	AĞIZ	BURUN	KULAK
DOKU	TENDON, TIRNAK	DAMAR	KASLAR	DERİ, VÜCUT KILLARI	KEMİK, DİŞ, SAÇ, MEDULLA SPİNALİS, BEYİN, KÜÇÜK EKLEMLER
DUYGU	ÖFKE	NEŞE	TAKINTI	ÜZÜNTÜ	KORKU
MEVSİMLER	İLKBAHAR	YAZ	HER MEVSİMİN SON 18 GÜNÜ	SONBAHAR	KIŞ
ÇEVRESEL FAKTÖR	RÜZGÂR	SICAK	NEM	KURULUK	SOĞUK

TAT	EKŞİ	ACI	TATLI	KEKREMSİ, MAYHOŞ	TUZLU
RENKLER	YEŞİL	KIRMIZI	SARI	BEYAZ	MAVİ-SİYAH
SESLER	BAĞIRMA	KAHKAHA, GÜLME	ŞARKI SÖYLER TARZDA	AĞLAMAKLI	İNLER TARZDA
RUH	HUN	SHEN	Yİ	PO	ZHİ
KOKU	KOKMUŞ ET VEYA İDRAR	YANIK	HOŞ KOKULU (FRAGRANT ODOR)	KOKMUŞ ET, ÇÖP KAMYONU	KOKMUŞ ET, İDRAR
MÜZİK VE NOTALAR	JUE (Mİ)	ZHİ (SOL)	GONG (DO)	SHANG (RE)	YU (LA)
TAHIL	BUĞDAY	AK DARI	DARI	PİRİNÇ	FASÜLYE
YÖN	DOĞU	GÜNEY	MERKEZ	BATI	KUZEY
SAYILAR	3,8	2,7	5,10	4,9	1,6

ORGANLAR

Beş element teorisine göre organlar belirli elementlerle temsil edilir. Karaciğer ve safra kesesi ağaç elementiyle, mide ve dalak toprak elementiyle, akciğer ve kalın bağırsak metal elementiyle, böbrek ve mesane su elementiyle temsil edilir. Her element iki organı temsil ederken ateş elementi ise dört organı temsil eder. Bunlar kalp, ince bağırsak, perikard ve sanjiaodur (Tablo 1). Her organın bir kardeş organı vardır. Karaciğer safra kesesi ile, kalp ince bağırsak ile, sanjiao perikard ile, mide dalak ile, akciğer kalın bağırsak ile, böbrek mesane ile kardeş organdır. Kardeş organlar arasında derin bağlantılarla enerji geçişi olduğundan birindeki enerji değişikliği kısa sürede kardeş organa da geçer ve dengeye ulaştığında enerji geçişi durur. Bu nedenle kardeş organların enerji görünümleri birbiriyle aynıdır. Örneğin akciğer Yin yetersizliği olan bir hastada akciğerle ilişkili kuru öksürük semptomunun yanı sıra genellikle kalın bağırsakla ilişkili bir semptom olan kabızlık da gözlenir.

Bazı organların fonksiyonları Batı Tıbbı'ndan farklılık arz eder. Örneğin dalak, mide ile kardeş organ olduğundan sindirim ve emilimden sorumludur, sıvıların transport ve transformasyonunda görev alır, organları yerinde tutar, kanı damarda tutar. Bu nedenle dalak

[27]

yetersizliklerinde vücutta sıvı tutulumu, organ prolapsusları ve spontan kanamalar gözlenebilir. Perikard kalbi dış patojenik faktörlere karşı korur. Bazıları tarafınca müstakil bir organ olarak kabul edilmez ve 5 zang -6 fu organ başlıklı yazılar görebilirsiniz. Bunun nedeni kitabın yazarının perikardı müstakil bir organ olarak görmemesidir. Sanjiao sanal bir organdır vücuttaki boşlukları temsil eder. Kalp ve akciğer arasındaki boşluk üst jiao, mide ve çevresindeki boşluk orta jiao, mesane ve uterus çevresindeki boşluk da alt jiao olarak adlandırılır. Eklem boşluğu, göz boşluğu, kulak boşluğu gibi vücuttaki tüm boşluklar sanjiaoya aittir. Hatta son dönem yazarlarından Wang Ju Yi, interstisyel alanı bile sanjiaoya dahil eder.

DUYU ORGANLARI

Göz ağaç elementi ile ilişkili duyu organıdır. Görme bozuklukları, göz kaşıntısı, göz kuruluğu, gözde akıntı gibi gözle ilişkili her türlü hastalıkta ilk aklımıza gelmesi gereken hedef havuz karaciğer ve safra kesesi olacaktır. Dil ateş elementi ile ilgili duyu organıdır. Pelteklik, afazi, kekemelik, dilde aft gibi dille ilişkili her türlü hastalıkta ilk aklımıza gelmesi gereken hedef havuz kalp, ince bağırsak, perikard ve sanjiao olacaktır. Ağız toprak elementi ile ilişkili duyu organıdır. Ağız derken aklımıza dudaklar, bukkal mukoza ve jinjiva gelmeli. Ağız kuruluğu, bukkal mukoza ve jinjivada aft, dudakta kuruluk ve çatlak gibi ağızla ilişkili hastalıklarda hedef havuzumuz dalak ve mide havuzu olacaktır. Burun metal elementi ile ilişkili duyu organıdır. Bu nedenle soluk alıp verirken ağzı değil de burnu kullanmak önem arz eder. Sürekli ağız solunumu yapan insanlarda zamanla akciğer Qi yetersizliği ortaya çıkar. Koku bozukluğu, burunda kuruluk, burun akıntısı, burun kanaması gibi burunla ilişkili her türlü hastalıkta hedef havuzumuz öncelikle akciğer ve kalın bağırsak olmalı. Son olarak su elementi ile ilişkili duyu organı kulaktır. İşitme kaybı, kulakta çınlama, kulak ağrısı gibi kulakla ilişkili her türlü rahatsızlıkta aklımıza gelmesi gereken öncelikli havuz böbrek ve mesane havuzu olacaktır.

DOKULAR

Beş element teorisine göre organların ilişkili olduğu belirli dokular vardır. Örneğin tendon ve tırnaklar ağaç elementi ile ilişkilidir. Sık tekrarlayan tendinitler ve tendon rüptürleri, tırnaklarda kırılganlık, renk değişikliği veya tırnak mantarı gibi bulguların varlığı bizleri karaciğer ve safra kesesi havuzuna yönlendirir. Ateş elementinin ilişkili olduğu doku kan damarlarıdır. Anjina pektoris veya hipertansiyon gibi durumlarda aklımıza ilk gelmesi gereken hedef havuz ateş elementinin organları olacaktır. Toprak elementinin ilişkili olduğu doku kaslardır. Kas güçsüzlüğü, kas atrofisi gibi durumlarda aklımıza ilk gelmesi gereken hedef organ mide ve dalak olmalı. Bazı kaynaklarda bağ dokusunu da toprak elementiyle ilişkili dokular arasında zikreder. İç organlar teorisine göre dalağın fonksiyonlarından biri de organları yerinde tutmaktır. Dalağın bu fonksiyonu düşünüldüğünde bağ dokusunun da tıpkı kaslar gibi toprak elementinin ilişkili olduğu dokular arasında addedilmesi uygun bir yaklaşım olabilir. Metal elementinin ilişkili olduğu dokular vücut kılları ve cilttir. Belirli bir meridyen seyri takip eden cilt hastalıklarında tedavi öncelikle o meridyen üzerinden yapılması gerekirken, yaygın cilt hastalıklarında tedavide öncelikle akciğer ve kalın bağırsak meridyenleri kullanılır. Kemik, diş, saç, nöral dokular ve küçük eklemler su elementinin ilişkili olduğu dokulardır. Osteoporoz, kemik fraktürleri, diş ağrıları, MS gibi nöral kılıf kaybı ile seyreden hastalıklar ve meridyen seyri izlenemeyen yaygın küçük eklem ağrılarında hedef havuzumuz böbrek ve mesane olacaktır.

DUYGULAR

Beş element teorisine göre her organın ilişkili olduğu bir duygu vardır. Organlardaki patolojiler ilişkili olduğu duygulara neden olabileceği gibi, duygular da doğrudan organlarda hastalığa neden olabilir. Bunları internal patojenik faktörler olarak düşünebilirsiniz. Duyguların aşırı veya yetersiz olması, ilişkili olduğu organda hastalığa neden olabilir. Dengeli olan duygu ise organa zarar vermez bilakis o organ için faydalıdır. Örneğin insanların birini kaybettiğinde acı hissetmesi normaldir. Öfke insanların haklarını aramalarına yardımcı olur ve korku da onları tehlikelerden korur. Amaç uygun duygusal tepkidir. Duygular uzun sürdüğünde, yoğunlaştığında, bastırıldığında veya kabul edilmediğinde kişinin enerjisinde dengesizliğe neden olabilir. Öfke karaciğerle ilişkili bir duygudur. Aşırı öfkeli insanlarda karaciğer havuzunun sıcak olduğu düşünülür. Karaciğer Yin yetersizliği olan insanlar, tıpkı elektrikli ısıtıcıda az miktarda olan suyun hemen kaynaması misali çabucak parlarlar. Neşe, kalp ile ilişkili duygudur. Neşenin yetersizliği veya aşırılığı organ için sorun oluşturur. Aşırı sevinçli haber alan bir kişinin kalp krizi geçirmesi gibi. Takıntı ve aşırı düşünce toprak elementi ile ilgilidir. Obsesiv kompulsiv bozukluğu olanlarda hedef havuz, toprak havuzudur. Üzüntü metal elementi ile ilişkili duygudur. Hasta mevcut şikayetinin, bir yakınını kaybettikten sonra ortaya çıktığını ifade ediyorsa hedef havuzun metal havuzu olabileceği aklınıza gelmeli. Korku su elementi ile ilişkili duygudur. Özellik genç yaştaki korku, büyümeyi yavaşlatabilir, saç dökülmesine, ömrün kısalmasına ve hatta kemik iliğinde hastalıklara (lösemi gibi) neden olabilir.

GÇT'na göre beyin, doku olarak su elementi ile ilişkili iken, fonksiyonları kalbe aittir. Akıl olarak tercüme edilen Shen, kalpte yerleştiğinden ve tüm duyguların değerlendililip entegre edilmesi görevi kalbe ait olduğundan, aslında tüm duygular ilişkili olduğu organı etkilediği gibi kalbi de etkiler (Şekil 3).

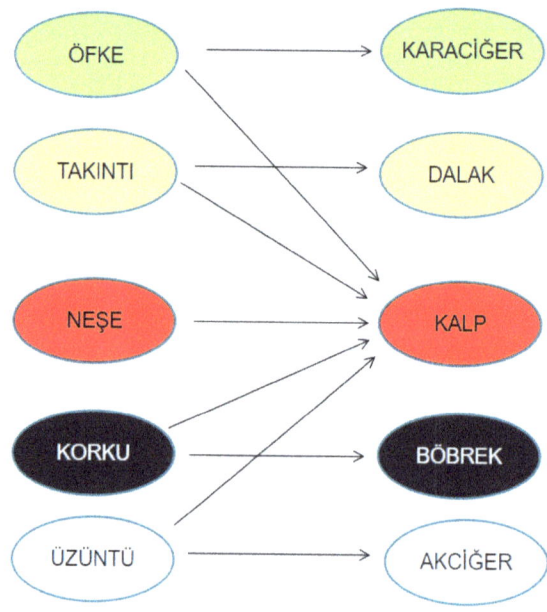

Şekil 3: Organlar ve duygular

MEVSİMLER VE ÇEVRESEL FAKTÖRLER

Her elementin ilişkili olduğu bir mevsim ve daha çok duyarlı olduğu bir çevresel faktör vardır. Ağaç elementinin ilişkili olduğu mevsim, ağaçların yeşermeye başladığı ilkbahar mevsimidir. En hassas olduğu çevresel faktör ise rüzgardır. Ateş elementinin ilişkili olduğu mevsim yaz, en hassas olduğu çevresel faktör sıcaktır. Metal elementinin ilişkili olduğu mevsim sonbahar, en hassas olduğu çevresel faktör kuruluktur. Akciğerde sağlıklı bir şekilde oksijen alışverişi olması için alveollerin neme ihtiyacı vardır. Su elementinin ilişkili olduğu mevsim kış, en hassas olduğu çevresel faktör soğuktur. Kış mevsiminde veya soğuk havalarda hasların bel ağrısı ve yaygın eklem ağrısı şikayetlerinde genellikle artış görürsünüz. Toprak elementinin ilişkili olduğu mevsim bazı kaynaklarda yaz sonu olarak geçse de bir mevsimi yoktur. Her mevsimin son 18 günü toprak elementine aittir. Toprak elementi postnatal enerjimizin önemli bir parçası olduğu için mevsimlerin değişimi sırasında yeni mevsime uyumun sorunsuz olması için mide dalak enerji dengesinin sağlıklı olması önem arz eder. En hassas olduğu çevresel faktör nemdir. Nemli coğrafyada yaşayan, evi bodrum katında olan veya uzun süre su veya çamur içinde çalışma zorunluluğu olan işçilerde genellikle toprak elementiyle ilişkili hastalıkların sık olduğunu görürsünüz.

Bu demek değil ki her element sadece ilişkili olduğu mevsimde hastalanır veya ilişkili olduğu çevresel faktörden etkilenir. Tabii ki her elementin ilişkili olmadığı bir mevsimde veya ilişkili olmadığı bir çevresel faktörden etkilenme ihtimali de vardır.

TATLAR

Beş element teorisine göre her elementin ilişkili olduğu bir tat vardır. Ağaç elementi ekşi tat ile ilişkilidir. Ateş elementi acı tat ile ilişkilidir. Toprak elementi tatlı tat ile ilişkilidir. Bazı kaynaklarda metal elementinin ilişkili olduğu tat kekremsi ve mayhoş olarak, bazı kaynaklarda da keskin veya baharatlı tat şeklinde geçer. Su elementi tuzlu tat ile ilişkilidir. Her bir tat, ilişkili olduğu organa fayda sağlarken aşırı alınması zarar verebilir. Örneğin tatlı besinlerin dengeli alınması toprak elementine faydalı iken aşırı alınması zarar verir. Buradaki dezavantaj maalesef "dengeli olma" ve "aşırılık" sınırlarının tanımlanamamasıdır. Aynı şeyi tüm elementler ve ilişkili olduğu tatlar için de söyleyebiliriz.

Huangdi Neijing, yemekten sonra ekşi aromalı yiyeceklerin öncelikle karaciğere, acı yiyeceklerin öncelikle kalbe, tatlı yiyeceklerin öncelikle dalağa, baharatlı yiyeceklerin öncelikle akciğere, tuzlu yiyeceklerin öncelikle böbreğe gittiğini kaydeder. Bu bilginin kliniğe bakan önemli bir yönü var. Baharatlı besinlerin öncelikle akciğere gitmesi bilgisine binaen baharatlı besinlerin özellikle kış mevsiminde ve soğuk havalarda tüketilmesi, akciğerin rüzgâr ve soğuk gibi patojenik faktörleri vücuttan atmasına yardımcı olabilir. Tuzlu tatların öncelikle böbreklere gittiği bilgisine binaen, böbreklerin tedavisi için gerekli bazı bitkisel formüllerin bir miktar tuzlu su ile alınması önerisi anlaşılır hale gelir.

RENKLER

Beş element teorisine göre her elementin ilişkili olduğu bir renk vardır. Ağaç elementi yeşil renk ile ilişkilidir. Bazı kaynaklarda mavi olarak da zikredilir. Yeşilin tonları ve mavi-yeşil renk karışımı olan turkuaz renk de ağaç elementinin kapsamında düşünülür. Ateş elementi kırmızı, toprak elementi sarı, metal elementi beyaz ve gri, su elementi de siyah renkle ilişkilidir. Renkler bize hem tanıda hem tedavide yardımcı olur. Diyaliz hastalarındaki siyaha çalan renk tonu hepimizin malumudur. Tıpkı bunun gibi her elementin ilişkili olduğu renk tonu bilindiğinde bu bize tanıda oldukça yardımcı olacaktır. Elementlerin renklerini bilmek bize tedavide de yardımcı olur. Örneğin karaciğere ait bir enerji dengesizliğinde, yeşil renkli bitkilerin tüketilmesi veya hastanın odasını yeşil renkte boyatması gibi öneriler, hastalığın iyileşmesine olumlu katkıda bulunur. Benzer örneği diğer elementler için de düşünebilirsiniz.

SESLER

Bir kişinin sesini duyduğumuzda, onun durumunu anlayabiliriz. Tarihte bunu yapabilen çok sayıda kişi olmuştur. Bir duvarın arkasındayken bile, hasta konuştuğunda, onun hastalığının doğasını anlayabilen hekimler olmuştur. Çünkü ses tonları ve hastalık birbiriyle ilişkilidir. Bağırıp çağıran, öfkeli bir ses tonu ağaç elementine işaret eder. Neşeli, konuşmalarının arasında olur olmadık her şeye kahkahalarla gülen bir kişide ateş elementi akla gelir. Şarkı söyler tarzdaki ses tonu toprak elementini düşündürür ki bu ses tonu bir bebeğe ninni söylerken veya hasta birini teskin ederken ortaya çıkan ses tonuna benzer. Ağlamaklı ses tonu metal elementine, inler tarzdaki bir ses tonu da su elementine işaret eder.

RUHLAR

Beş element teorisine göre her elementin ilişkili olduğu bir ruh vardır. Bunların klinikte önem arz eden yönlerini birlikte inceleyelim.

PO (BEDENSEL RUH)

Akciğere ait ruhtur. Doğumla birlikte vücuda girer, beden ölünce o da ölür. Ruhun fiziksel bedenle ilişkili yönüdür. İyi nefes alma Po'nun vücuda kök salmasına neden olur. Öz'ü tüm fizyolojik süreçlerde devreye sokar. Öz, Po olmazsa hareketsizdir. Po, bedenin diğer yaşamsal maddeleri ile Öz arasında aracıdır. Öz, Bedensel Ruh aracılığıyla, bedenin tüm bölümlerine girer ve çıkar. Vücudun tüm fizyolojik faaliyetlerinde rol oynar. Bu, ne zaman Özü tonifiye edeceksek, aynı zamanda Bedensel Ruhu da güçlendirmenin daha iyi olacağı anlamına gelir. Bu bilgi Öz'ü en iyi besleyen Ren meridyeninin konfluent noktasının neden Akciğer, tamamlayıcı noktanın da neden böbrek meridyeni üzerinde olduğunu açıklar (LU-7 Lieque ve KI-6 Zhaohai).

Bedensel Ruh ile akciğerlerin ve eşlenik organı kalın bağırsak arasındaki ilişki nedeniyle, anüse "Po'nun kapısı" da denir. Bu nedenle BL-42 Pohu

("Po'nun Penceresi") noktası korkudan dolayı hem idrar hem de dışkının tutulamadığı durumlar için endikedir. Bedensel Ruh ile ölüm arasındaki bağlantı göz önüne alındığında, akciğerlerle ilgili üç nokta (DU12, UB13, UB42), intihar düşüncesi olanlarda kullanılır (Şekil 4).

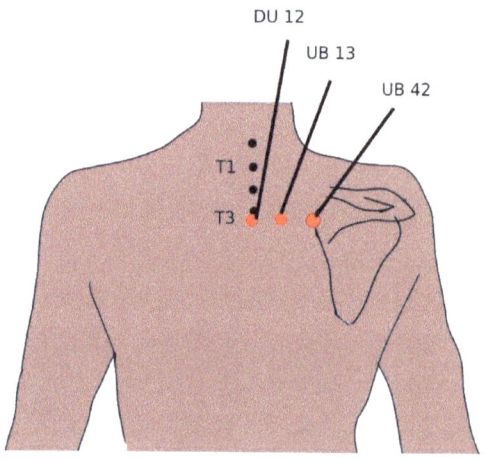

Şekil 4: Akciğer back shu noktası ile aynı hizada olan noktalar

Bedensel Ruh bize, hissetme, duyma ve görme kapasitesi verir. Bedensel Ruh geliştiğinde, kulaklar ve gözler keskin olur. Yaşlı insanlarda işitme ve görmenin azalması sadece böbrek özünün azalmasından değil, aynı zamanda bedensel ruhun zayıflamasından da kaynaklanır.

SHEN

Kalbe ait ruhtur fakat diğer ruhların gözetmeni ve lideri gibidir. Kaynaklarda Qi, Öz ve Shen üç hazine olarak adlandırılır. Öz ve shen, Qi'nin farklı konsantrasyondaki halleridir. Öz, Qi'nin en konsantre formu iken Shen en seyreltik formudur (Şekil 5) Shen, hayvanlarla paylaşmadığımız hazinedir. Hayvanlar Öz ve Qi'ye sahiptir ancak Shen'e sahip değildirler. İnsanlara insan bilincini veren şey Shen'dir. Düşünce, bilinçlilik, kendi kimliğini tanıma, duyguların algılanması ve hissedilmesi, uyku, zekâ, fikir üretme Shen'in fonksiyonları arasında sayılabilir.

ÜÇ HAZİNE

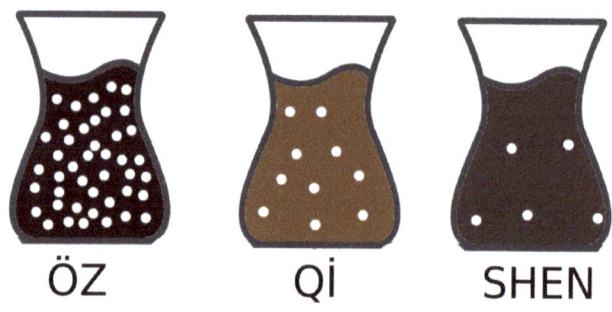

Şekil 5: Üç Hazine

Shen sağlıklı ise uykuya dalma sorunsuzdur, kısa süreli hafıza kuvvetlidir. Hastalığında uykuya dalmada zorlanma, odaya neden geldiğimizi bilememek, yeni tanıştığımız birinin adını hatırlayamamak, eşyalarımızı nereye koyduğumuzu unutmak gibi şekillerde kliniğe yansır. Shen'in durumu kişinin gözünün parlaklığından ve insanlarla göz teması kurup kurmadığından anlaşılır.

HUN (ETERİK RUH)

Karaciğere ait ruhtur. Hun'un doğumda vücuda girdiği ve kişi öldüğünde bedeni terk edip yoluna devam ettiği söylenir (Şekil 6).

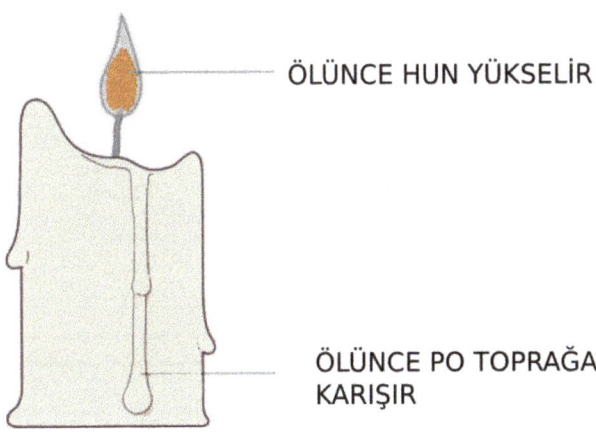

(Şekil 6: Ölümle birlikte Hun ve Po'nun durumu)

Hun, insanların yaşam planlarını gerçekleştirme, ruhsal vizyon veya içgörüye sahip olma yetenekleriyle ilişkilidir. Gündüz gözlere aktığı zaman görme; gece gözlere aktığı zaman ise rüya gerçekleşir (Şekil 7). Çoğu rüyanın hızlı göz hareketleri (REM) sırasında gerçekleşmesi ilginçtir.

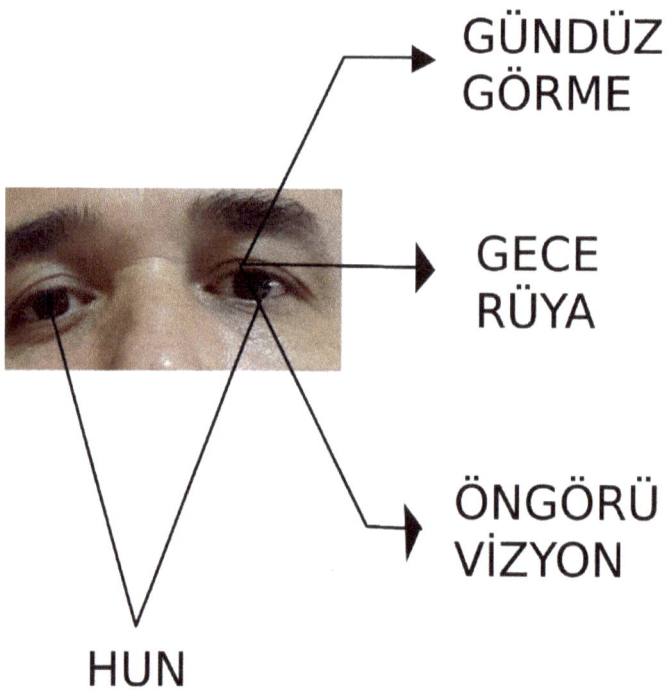

Şekil 7: Hun ve göz ilişkisi

Rüyalar bizimle sembolik bir dilde konuşurlar çünkü Shen'den değil, Hun'dan kaynaklanırlar. Hun'un karaciğerde tutulmasını engelleyecek bir karaciğer hastalığı varlığında uyurgezerlik veya trans hali ortaya çıkabilir. Bir kişi sürekli olarak belirsiz ve karışık rüyalar görüyorsa, bunun nedeni karaciğerde Hun'u etkileyen bir dengesizlik olabilir.

Eterik Ruh diğer insanlarla ilişki kurma, etkileşime girme ve empati kurma kapasitemizden sorumludur. Bu nedenle otizm, Eterik Ruh'un bir patolojisidir denilebilir. Bu bilgi Giovanni Macciocia'ya ait. Radha Thambirajah ise otizmi kalbin bir hastalığı olarak yorumlar. Önceki pasajlarda "Otörlerin bile hangi havuzun arızalı olduğu teşhisinde birbirleriyle çeliştiklerine şahit olacaksınız" demiştim. İşte bu konu da bunlardan biridir.

Karaciğer-Qi durgunluğunda olduğu gibi Hun, Shen'e yetersiz gidip geliyorsa, depresyona veya otizme neden olabilir; eğer aşırı gidip gelirse (Karaciğer-Yang yükselmesi veya Karaciğer-Ateşinde olduğu gibi), kişi tedirgin, kızgın veya çok duygusal olabilir veya bir dereceye kadar mani gösterebilir ve hiperaktiviteye neden olabilir (Şekil 8). Eterik Ruh cesaretle, eksikliği de korkaklıkla ilgilidir. Eterik Ruh güçlü olmadığında, kişi çekingen olur.

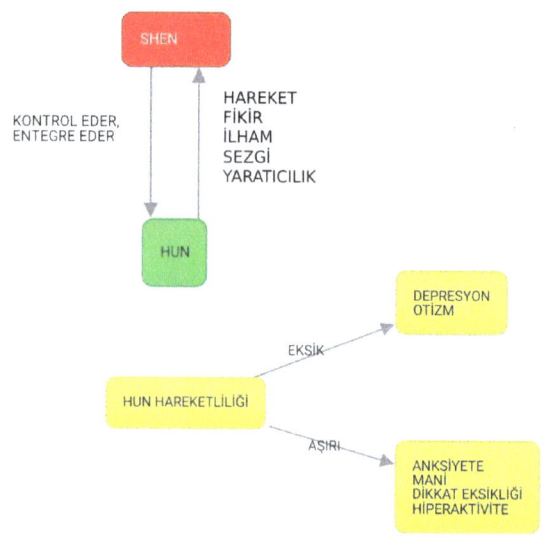

(Şekil 8: Eterik ruh ve Hun ilişkisi)

Çocuklarda Shen immatür olduğundan, Hun'u yeterince baskılayamaz. Cansız nesnelerin canlandığı vahşi bir hayal gücü ve fantezi dünyası olan eterik ruh dünyasında yaşarlar. Çocuklarda normal olan davranışlar yetişkinlerde akıl hastalığı olarak değerlendirilebilir. Yaklaşık 7 yaşından sonra, Shen olgunlaşır ve Hun'u kontrol etmeye başlar. Komada, Shen tamamen ikametgahtan yoksundur ve bu nedenle işlevini yerine getiremez fakat yine de kişi ölmemiştir. Bu da mental açıdan karaciğer havuzunun arızalı olduğu durumda da gözlenebilir. Uykusuzluk semptomuna çarpıntı ve göğüs ağrısının da eşlik etmesi, yönümüzü netleştirmiş oldu.

ORGANLARIN İLİŞKİLİ OLDUĞU DUYU ORGANI, DOKU VE DUYGULAR

Beş element akupunkturisti olarak tabii ki organların ilişkili olduğu duyu organları, dokular ve duygular, arızalı havuzu bulmada bize yol gösterecek. Önceki pasajlarda bu konuya Giovanni'nin getirdiği eleştirilere cevap vermiştik.

Bir hastalığı tedavi ederken, her zaman duyu organının işaret ettiği havuz üzerinden gitmek zorunda değiliz. Örneğin çocuklarda otit vakalarında, tedavide daha çok sanjiao meridyeni kullanılır. Halbuki kulak, su elementi ile ilgili duyu organı idi. GÇT'na göre böbrek Öz'ü, büyüme ve gelişmeden sorumlu olduğu için, böbreğin sedasyon işleminin çocukta büyüme ve gelişme geriliği yapma ihtimaline binaen, böbrek meridyeni üzerinden tedavi önerilmez. Sanjiao meridyenini kullanmamızın nedeni de kulağın vücudun lateralinde yerleşiyor olmasıdır. Yani bu vakada "Duyu organı" yerine "Şikâyet alanı" ile farklı bir havuz üzerinden tedaviye gitmiş oluyoruz.

Benzer şekilde, dokuların işaret ettiği havuz üzerinden de tedaviye gitmek zorunda değiliz. Dokuların gösterdiği havuz üzerinden yaptığınız bir tedaviden yeterli cevap alamamanız halinde farklı bir havuza yönelebilirsiniz. Örneğin diş ağrısı çok rahatsız edici, şiddetli bir ağrıdır ve hastayı çok hızlı rahatlatmanız gerekir. Böyle bir hastada böbrek ve mesane meridyeni üzerinden tedaviye gittiniz ve hastanın ağrısını rahatlatamadıysanız, "Şikâyet alanı" üzerinden havuzu değiştirebilirsiniz. Yani şikâyet alanı vücudun anteriorunda olduğu için, ekstremitelerin anteriorundaki meridyenleri kullanabilirsiniz.

Dokuların işaret ettiği havuz üzerinden tedaviyi denemeden, direk "Şikâyet alanının" işaret ettiği havuza da yönlenebilirsiniz. Örneğin temporal bölgede alopesi areatası olan bir hastada, saçlar su elementi ile ilişkili doku olduğu için böbrek ve mesane meridyenleri üzerinden de tedavi edebilirsiniz, temporal bölge vücudun lateralinde olduğu için, ekstremitelerin lateralindeki meridyenleri (sanjiao, safra kesesi ve gerek görülürse kardeş meridyenleri) de kullanabilirsiniz. Hatta her iki yaklaşımı kombine de edebilirsiniz.

Daha önce aktardığımız bir bilgiyi önemine binaen tekrar edelim. Hastada meridyen seyri takip edebiliyorsanız, organların ilişkili olduğu dokular üzerinden tedaviyi ikinci planda tutun. Örneğin meridyen seyri izleyen bir cilt hastalığında, tedaviyi öncelikle o meridyen üzerinden yapın. Yani deri, metal havuzuna işaret ediyor deyip öncelikle akciğer ve kalın bağırsak meridyenleri üzerinden gitmeyin. Aynı şekilde bir kas ağrısında, öncelikle meridyen seyri ve "Şikâyet alanı" üzerinden tedaviyi düşünün. Fibromiyalji gibi meridyen seyri veya "Şikâyet alanı" üzerinden tedaviye gidemediğiniz durumlarda, kaslar toprak elementi ile ilişkili dokudur, deyip dalak ve mide meridyenlerini kullanabilirsiniz.

Bu söylediklerime ilaveten duyguları, kokuları, tatları, sesleri ve renkleri de arızalı havuzu bulmada kullanabilirsiniz. Bunlarla ilgili daha önce söylediklerime ilave bir şey söylemeye gerek görmüyorum.

DİL MUAYENESİ

Arızalı havuzu bulmada en önemli parametrelerden biri de dil muayenesidir. Tabii ki bu kısa kitapta dil muayenesine tüm ayrıntılarıyla değinmemiz mümkün değil. Klinikte önemli gördüğüm noktaları sizlerle paylaşmak istiyorum. Fakat kitabın şu aşamasında dildeki bulguları değerlendirmeyeceğiz. Unutmayın! Henüz birinci adımdayız ve hangi havuzun arızalı olduğunu bulmaya çalışıyoruz. Havuzun ısısını ölçeceğimiz ikinci adımda dil bulgularını değerlendireceğiz.

Dilin belirli bölgeleri bizi belirli havuzlara yönlendirir. Dil kökü su havuzuna, merkezi toprak havuzuna, boylu boyunca laterali ağaç havuzuna, anterior 1/3'lük kısmı metal havuzuna ve uç kısmı ateş havuzuna işaret eder (Şekil 29). Özellikle element isimleriyle aktardım, çünkü şu anki düşüncem, organların kardeş organıyla birlikte, dilin aynı lokalizasyonunda temsil edildiğini söyleyen görüşle paralellik arz etmekte.

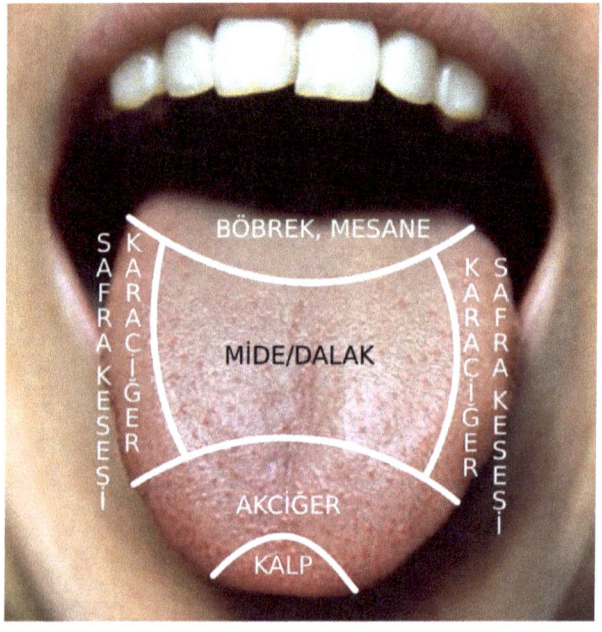

Şekil 29: Organların dildeki temsil alanları

Dilin ön kısmı üst Jiao'yu, orta kısmı orta Jiao'yu, arka kısmı alt Jiao'yu temsil ettiğinden bağırsakların da dil kökünde temsil edildiğini söyleyen farklı bir görüş de var. O yüzden bazı kaynaklarda, bağırsakların da dil kökünde temsil edildiğini gösteren resimler görürseniz şaşırmayın (Şekil 30).

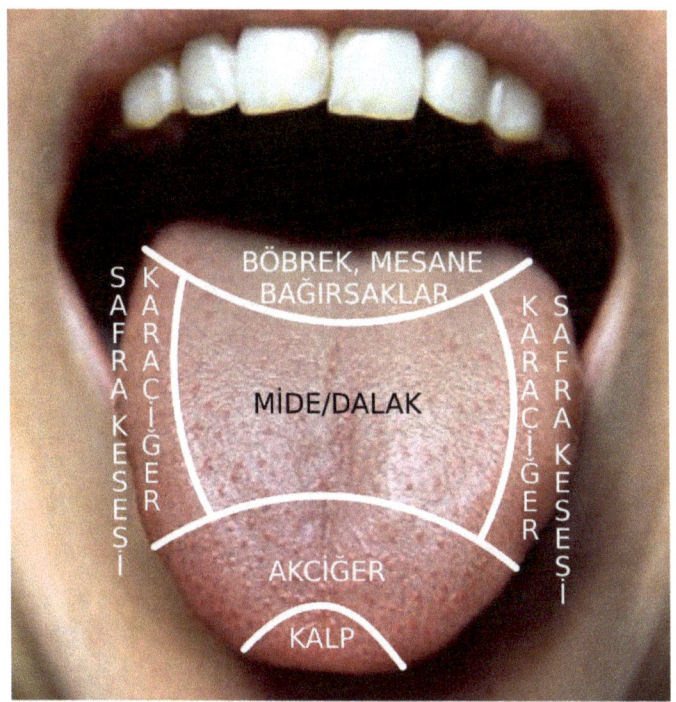

Şekil 30: Organların dildeki temsil alanları

Kardeş organların birleşik kaplar gibi olduğunu, bunların birindeki enerji değişikliğinin kısa sürede kardeş organına geçtiğini söylemiştik. Bu nedenle kardeş organların dilin aynı bölgesinde temsil edilmesi daha makul gelmekte. Giovanni kitabında bağırsakların dil kökünde temsil edildiği resmi yayınlasa da organların kardeşiyle beraber aynı lokalizasyonda temsil edildiği görüşünde olduğunu düşünüyorum. Çünkü ince bağırsak dolu sıcağında dil bulgusunu anlatırken, dil ucunun hiperemik olduğunu aktarır.

NABIZ MUAYENESİ

Hekim hastanın sağ el nabzına bakarken sol elini kullanır, sol el nabzına bakarken sağ elini kullanır. Orta parmak radiusun stiloid çıkıntısı hizasında, işaret parmağı en distalde, yüzük parmağı en proksimalde kalacak şekilde yerleştirilir. Nabzın alındığı parmak lokalizasyonları, en distaldeki "cun", ortadaki "guan", proximaldeki "chi" olarak adlandırılır. Nabız muayenesinde de tıpkı dil muayenesindeki gibi belirli bölgeler belirli havuza işaret eder. Sağ el distal pozisyonu metal havuzuna, orta pozisyon toprak havuzuna, proksimal pozisyon su havuzuna işaret eder (Şekil 31).

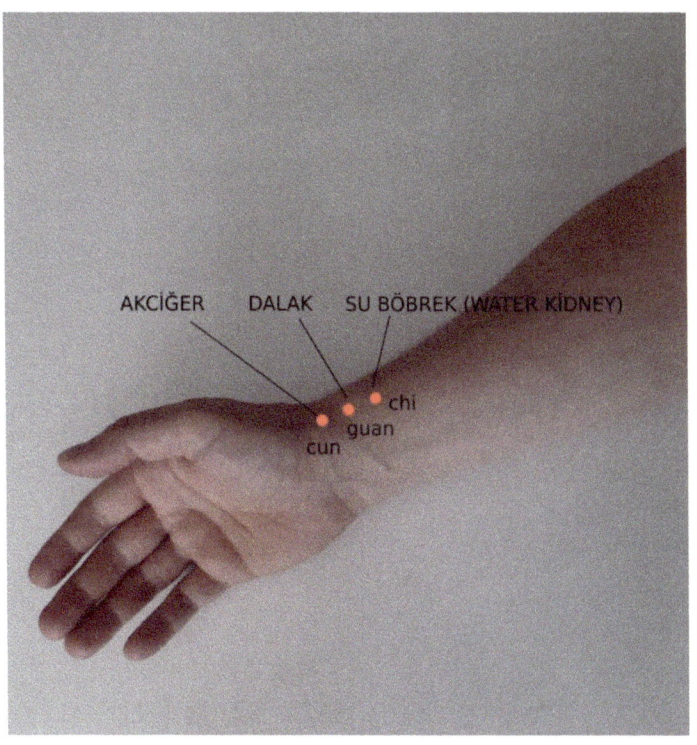

Şekil 31: Sağ el nabız pozisyonları

Sol el distal pozisyonu ateş havuzuna, orta pozisyon ağaç havuzuna, proksimal pozisyon su havuzuna işaret eder (Şekil 32).

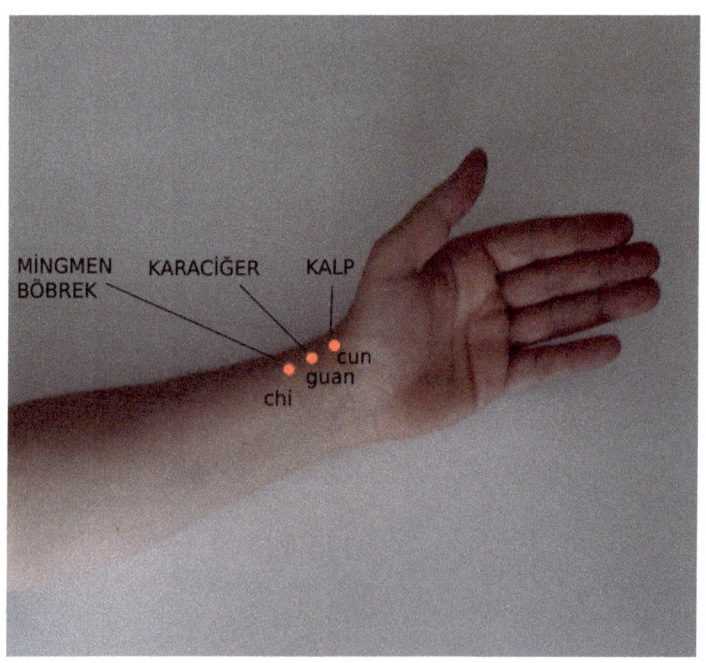

Şekil 32: Sol el nabız pozisyonları

Nabızla ilgili gerekli gördüğüm değerlendirmeler ikinci adımda yapılacak. Şu an arızalı havuzu bulmaya çalışıyoruz. O yüzden bilekteki organların temsil edildiği lokalizasyonları bilmeniz şu an için yeterli olacaktır. Posterior nabız pozisyonu, kaynaklarda ihtilaf konusudur. Giovanni, sağ el posteriorunun böbrek Yang'ını, sol el posteriorunun ise böbrek Yin'ini temsil ettiğini söyler.

Nabız konusunda benimsediğim görüş Thambirajah'ın görüşüdür. Thambirajah, sol posterior nabzı "Mingmen böbrek", sağ posterior nabzı "Su böbrek" olarak aktarıyor. Gerçekte, her iki bilekten de böbrek Yin ve Yang'ına bakılır. Puberte, menstrüasyon, libido, fertilite, menopoz gibi reprodüktif sorunlarda sol taraftan; kuruluk, idrara çıkma, ödem, mesane problemleri gibi böbreğin reprodüktif olmayan sorunlarında da sağ taraf bilekten böbrek nabzını değerlendirmeyi öneriyor. Su elementinin ilişkili olduğu duyu organı, duygu ve dokularla ilgili hastalıklarda yine sağ taraf posterior nabızdan değerlendirmeyi öneriyor.

BATI TIBBI

Arızalı havuzu bulmada Batı Tıbbı'ndan da istifade edebiliriz. Örneğin tomografik incelemede hepatosellüler karsinom ön tanısı konulan hastada arızalı havuzun karaciğer havuzu olduğunu söyleyebiliriz (Şekil 33). Tabii ki organlar arasındaki etkileşim olabileceğini, ağaç havuzuyla birlikte diğer havuzlarda da sorun olabileceğini akılda tutarak, arızalı havuzu bulmada kullandığımız diğer parametrelerle kombine bir şekilde kullanılmalı.

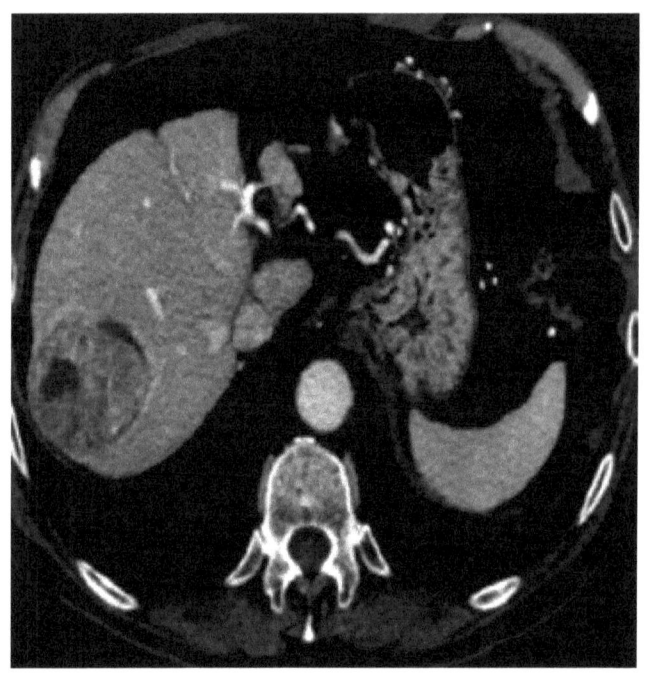

Şekil 33: Hepatosellüler karsinom BT görüntüsü

OTÖRLERİN YORUMU

Arızalı havuzu bulmada bu kadar parametre varken, otör yorumuna artık gerek var mı, gibi bir soru akla gelebilir. Bazan tüm parametrelerden faydalanmamıza rağmen arızalı havuzu bulmakta zorlanabiliriz. Modern Tıp hekimi olarak bizler, genellikle Batı Tıbbı tarafınca konulan hastalıkları GÇT'na göre yorumladığımız için, arızalı havuzun hangisi olduğu konusunda ihtilafa düşebiliyoruz. Örneğin depresyon, anksiyete, otizm, huzursuz bacak sendromu gibi Batı Tıbbı tarafınca tanısı konulan hastalıklarda, arızalı havuzun hangisi olduğu konusunda otörler arasında dahi birçok ihtilafın olduğunu göreceksiniz. Bu nedenle tanıda tüm parametreleri birlikte kullanıp, ona göre nihaî kararı vermelisiniz.

İKİNCİ ADIM

HAVUZUN ISISINI KONTROL ET

Birinci adımda tüm parametreleri kullanıp arızalı havuzu bulduktan sonra sıra ikinci adıma geldi. İkinci adımda bulduğumuz havuzun ısısını kontrol etmemiz gerekecek (Şekil 34). Havuzun ısısını kontrol ederken, hastanın mevcut semptomlarından, fizik muayeneden ve otörlerin yorumundan istifade edeceğiz.

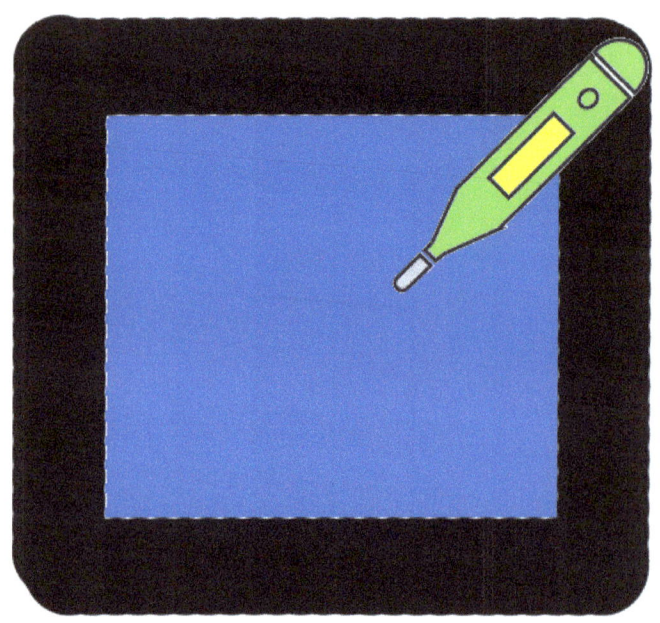

Şekil 34: İkinci adım, havuzun ısısının kontrolü

SEMPTOMLAR

Aşağıdaki tabloda hangi semptomların sıcak havuza, hangi semptomların soğuk havuza işaret ettiğini görmektesiniz (Tablo 2). Havuzun sıcak veya soğuk olduğunun kararı, çoğu zaman sadece semptomlar üzerinden bile yapılabilir. Tabii ki bir sonraki başlık altında anlatacağımız fizik muayene bulgularıyla bu karar pekiştirilir.

Tablo 2: Sıcak ve soğuk havuz semptomları

SICAK HAVUZ	SOĞUK HAVUZ
AĞIZDA KURULUK VE ÇOK SU İÇMEK İSTEĞİ	ÇOK AZ SU İÇME İSTEĞİ
SOĞUK BESİNLERİ TERCİH	SICAK BESİNLERİ TERCİH
GÜRÜLTÜ VE IŞIKTAN HOŞLANMAZ	GÜRÜLTÜ VE IŞIK RAHATSIZLIK VERMEZ
GÖZ KURULUĞU BURUN KURULUĞU, CİT KURULUĞU OLABİLİR	GÖZ KURULUĞU BURUN KURULUĞU, CİT KURULUĞU YOKTUR
GODE BIRAKMAYAN ÖDEM	GODE BIRAKAN ÖDEM
İDRARDA YANMA	İDRAR TUTAMAMA
UYKU BOZUKLUĞU	ÇOK UYUMA, ZOR UYANMA
ATEŞ BASMASI	ÜŞÜME
KİLO ALAMAMA	KİLO VEREMEME
SICAK TERLEME	SOĞUK TERLEME
GECE TERLEME	GECE VE GÜNDÜZ SPONTAN TERLEME
KÖTÜ KOKUNUN OLMASI	KÖTÜ KOKUNUN OLMAMASI
AZ VE SARI RENKLİ	BOL VE AÇIK RENKLİ

İDRAR	İDRAR
KATI VE SERT DIŞKI	YUMUŞAK DIŞKI
ŞİKÂYETLERİN GÜNDÜZ VEYA SICAK UYGULAMAKLA ARTMASI	ŞİKAYETLERİN GECE VE SOĞUK UYGULAMAKLA ARTMASI
ŞİKÂYETLERİN HAREKETLE ARTMASI	ŞİKÂYETLERİN İSTİRAHATLE ARTMASI
ŞİKÂYETLERİN SICAK VE KURU HAVALARDA ARTMASI	ŞİKÂYETLERİN YAĞMURLU VE NEMLİ HAVALARDA ARTMASI

Bir hastada ağız kuruluğu, soğuk besinleri tercih etme ve çok su içme isteği varsa, bu havuzun sıcak olduğuna, az su içme isteği ve sıcak besinleri tercih etme varsa havuzun soğuk olduğuna işaret eder. Bazı hastalarda sıcak havuz semptomlarıyla soğuk havuz semptomları beraber de olabilir. Örneğin bir hasta ağız kuruluğu olmasına rağmen çok su içmek istemeyebilir. Yani ağız kuruluğu ihtiyacını az miktarda su ile gidermeye çalışır. Bu durum balgam hastaları için tipik bir semptomdur. Balgam bir nem çeşididir. Neme karşı vücut ısısını artırarak cevap verdiğinde bunun adı balgam olur. Siz buna sıcak nem de diyebilirsiniz (Şekil 35). Balgamdaki ısı, ağız kuruluğuna, nem de çok su içmek istememesine neden olur.

BALGAM

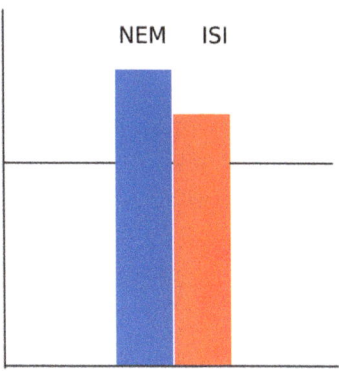

Şekil 35: Balgam

Kuruluk semptomları havuzun sıcak olduğunu gösterir. Soğuk su çeşmesinin yetersiz aktığı sıcak havuz varlığında ciltte, burunda veya gözde kuruluk olabilir (Şekil 36). Kuruluk burun veya ciltte ise metal havuzunun, gözde ise ağaç havuzun sıcak olduğu düşünülür.

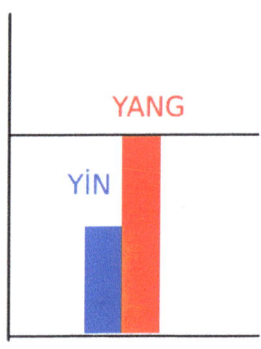

Şekil 36: Yin yetersizliği

Vücutta su tutulumu ve ödem, soğuk havuza işaret eder gibi gelse de bazan sıcak havuz varlığında da ortaya çıkabilir (Şekil 37). Yang yetersizliğine bağlı havuzun soğuk olduğu vakalarda, sıvının hareketi için gerekli Yang enerji yetersiz olduğundan gode bırakan ödem ortaya çıkar. Akciğer Yang'ının yetersiz olduğu vakalarda üst ekstremitede, böbrek Yang'ının yetersiz olduğu vakalarda alt ekstremitede, dalak Yang'ının yetersiz olduğu vakalarda da hem üst hem de alt ekstremitede ödem görülme ihtimali vardır. Yin yetersizliğine bağlı havuzun sıcak olduğu vakalarda ortaya çıkan ödem ise serttir ve genellikle gode bırakmaz. Yang'ın baskın olması nasıl ki nabza bir gerginlik veriyorsa, Yang'ın baskın olduğu ödem de gergin ve sert yapıda olur.

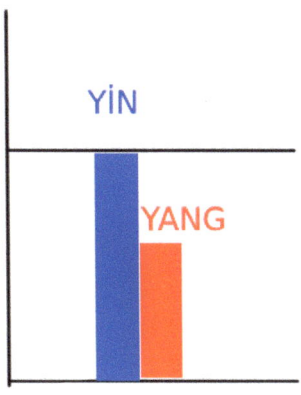

Şekil 37: Yang yetersizliği

"Kuruluk, havuzun sıcak olduğunu gösterir" cümlesinin mefhum-u muhalifinden yanlış bir anlam çıkabilir. Yani burun akıntısı ve gözlerde akıntı olması halinde havuzun soğuk olduğu söylenmez. Akıntı bir çeşit nem olduğuna göre, burun ve göz akıntısı havuzun soğuk olduğunu gösterir gibi düşünmeyin. Burun ve göz akıntısı, sıcak patojene bağlı da olabilir, nem patojenine bağlı da. Nem patojeninde soğuk akıntı, sıcak patojeninde sıcak akıntı olur. Dış patojenlerin vücuda girmesinde rüzgâr aracı olduğundan, kaynaklarda dış patojenlerin "Sıcak rüzgâr" veya "Soğuk rüzgâr" şeklinde yazıldığını görürsünüz. Sıcak rüzgâr patojeninin neden olduğu çoğu vakada burun ve göz akıntısı gözlenebilir. Vücudun dışa açılan mukozal yüzeyleri "Sıcak patojen" ile invaze olduğunda, eğer vücut sıvıları yeterli ise bu ısı, vücut sıvıları ile dengelenmeye çalışılır ve bu durum kliniğe burun akıntısı, göz akıntısı şeklinde yansır. Hasta gözde, burunda yanma ve kuruluk hissetmesine rağmen akıntı olur. Akıntı kısa sürede pürülan hale dönebilir. Yang patojene bağlı gastroenterit vakalarında da aynı şekilde hastada ishal gözlenir. Bu ishal, hastanın anüs çevresinde yanma yapar ve kötü kokuludur (Şekil 38).

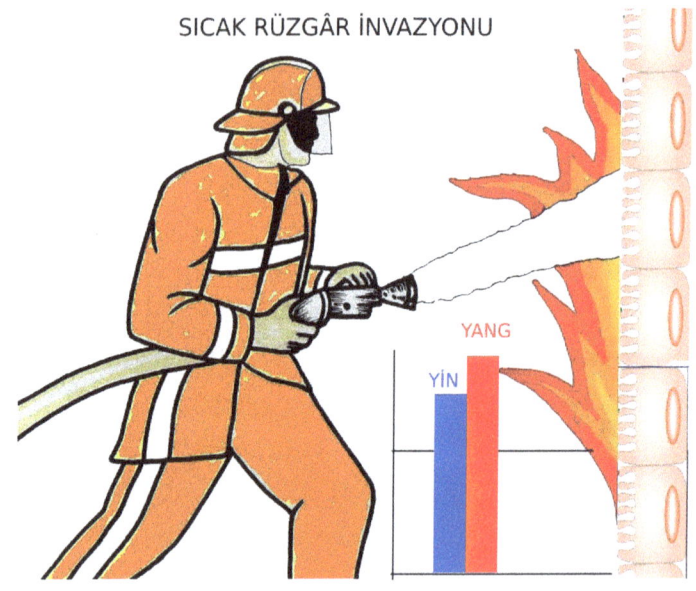

Şekil 38: Sıcak rüzgâr invazyonunda akıntının patogenezi

Gürültü ve ışık Yang'a ait iken, sessizlik ve karanlık Yin'e aittir. Bu nedenle özellikle migren hastalarında gördüğümüz "Gürültü ve ışıktan hoşlanmama" durumunda havuzun sıcak olduğunu düşüneceğiz.

Uykuya dalamama veya sık uyanma durumu havuzun sıcak olduğuna, aşırı uyuma, sabah zor uyanma şikayetleri de havuzun soğuk olduğuna işaret eder. Soğuk su çeşmesinin yetersiz aktığı, Yin yetersizliğine bağlı havuzun sıcak olduğu vakalarda bazen hasta yakınları sizleri yanıltabilir. Bu hastalar uyku ile Yin'lerini tamamlamak isterler. Özellikle hasta çalışmıyor veya emekli ise yakınları size hastanın çok uyuduğunu söyleyebilir. Halbuki sorguladığınızda hastanın yatsa da uyuyamadığı öyküsünü alırsınız.

Ateş basması semptomu havuzun sıcak olduğunu gösterirken üşüme semptomu havuzun soğuk olduğunu gösterir. Bu cümlenin kronik, yetersizlik vakaları için geçerli olduğunu söylemeye gerek yok zannederim. Sıcak su çeşmesi yetersiz akan vakalar üşür, soğuk su çeşmesi yetersiz akan vakalar yanar. Özellikle menopoz sonrası hastalarda sık gördüğümüz bu şikâyet, daha çok böbrek havuzunun sıcak olduğu vakalarda rastlansa da diğer havuzların sıcak olduğu durumlarda da görülebilir. Aşırılık vakalarında durum bundan farklıdır. Yin veya Yang patojenin vücudu invaze ettiği aşırılık vakalarının erken evresinde, yani patojenin cilt ve kaslar arasında yerleştiği eksternal evrede, hasta üşür. Cilt ile kaslar arasında yerleşen "Wei Qi"nin bir fonksiyonu da altındaki kasları ısıtmaktır. Dış patojen, "Wei Qi"nin yerleştiği bu alana kendisi yerleştiğinde, "Wei Qi"nin bu fonksiyonu bloke olur. Bu nedenle

"Soğuk patojen" de olsa "Sıcak patojen" de olsa hasta üşür. Bu üşüme "Soğuk patojen" varlığında çok daha belirgindir. Bu konu hakkında daha ayrıntılı bilgi almak istiyorsanız, soğuk patojenler için yapılan altı evre sınıflandırmasına, sıcak patojen için yapılan dört seviye sınıflandırmasına bakabilirsiniz.

Kötü kokuya daha önce değinmiştik. Buz dolabına konulmayan, dışarıda sıcakta kalan yemek nasıl kokuşuyorsa, aynı şekilde vücutta kötü koku varsa havuz sıcak demektir (Şekil 39). Bu boş sıcak da olabilir, dolu sıcak da. Dışkıda ağır koku varsa bağırsaklarda, idrarda ağır koku varsa mesanede, koltuk altında ağır koku varsa kalp veya karaciğerde, ağızda ağır koku varsa midede ısı hakimiyeti var demektir. Ağız kokusu mide sıcağının yanı sıra akciğer ve böbrek sıcağına bağlı da olabilir demiştik.

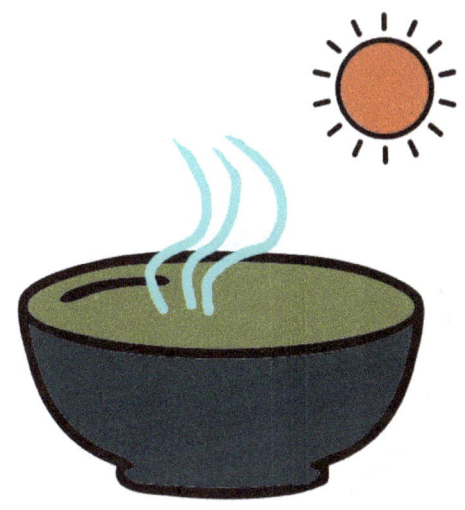

Şekil 39: Sıcakta bozulan besin görseli

Vücut, ısısı arttığında terleyerek kendisini soğutmaya çalışır. Yani vücut sıcak olduğunda terlemek, beklenen bir şeydir ki buna sıcak terleme denir. Hasta sadece gece terliyorsa bu durum Yin yetersizlikleri için tipiktir. Soğuk su çeşmesi yetersiz akıyor ve buna bağlı da havuz sıcaksa hasta neden sadece geceleri terler? Çünkü ter de bir vücut sıvısıdır ve ter ile kayıp, vücut sıvısını daha da düşüreceği için, gün içinde değil de Yin'in en yoğun olduğu gece vakti olur. Bazı hastalarda vücut soğuk olmasına rağmen terleme olur ki buna soğuk terleme denir. Bu durum özellikle akciğer Yang yetersizliği veya akciğer Qi yetersizliğinde olur. Fonksiyon Yang'a aitken yapı Yin'e aittir. Akciğerin fonksiyonlarından biri de derideki ter porlarını açıp kapamaktır. Akciğerler "Wei Qi" aracılığı ile, vücut sıcak olduğunda porları açar, soğuk olduğunda kapatır. Akciğerin Yang'ı veya Qi'si yetersiz olduğunda ter porları açık kalacağından hasta sürekli terler.

Kilo alamamaktan yakınan hastalarda havuz genellikle sıcakken, su içsem yarıyor diyen kilolu hastalarda havuz genellikle soğuktur.

İdrarın miktarının az ve renginin sarı olması havuzun sıcak olduğuna, miktarının bol ve renginin açık olması da havuzun soğuk olduğuna işaret eder. Hastanın idrarını yaparken yanma olması havuzun sıcak olduğunu, idrar kaçırması ise havuzun soğuk olduğunu gösterir. Menopoz sonrasındaki pek çok hastadan hem idrar yanmasının olduğunu hem idrarının az miktarda olduğunu hem de idrarını tutamadığını duyabilirsiniz. Yani sıcak ve soğuk havuz semptomlarının birlikte olduğunu görebilirsiniz. Bu durumda hastada böbrek Yin ve Yang yetersizliğinin birlikte olduğunu düşüneceksiniz.

Dışkının katı ve sert olması metal havuzunun sıcak olduğuna işaret ediyorken, yumuşak dışkı ise soğuk olduğuna işaret eder. Metal havuzuna açılan soğuk su çeşmesinin yetersiz aktığı vakalarda dışkı kuru bir şekil alır ve hasta bunu çıkarmakta zorlanır. Metal havuzuna açılan sıcak su çeşmesinin yetersiz aktığı vakalarda dışkı yumuşaktır. Fakat burada dikkat gerektiren bir husus vardır. Bu hastalar, dışkısı yumuşak olmasına rağmen kabızım diyebilir. Yang'ı yetersiz olduğu için bağırsak hareketliliği de az olur ve hasta genellikle her gün dışkılamaz, iki üç günde bir veya haftada bir dışkılar. Fakat sorguladığınızda dışkısının yumuşak olduğunu söyler.

Son olarak tablodaki son üç semptoma değinip bu bahsi kapatalım. Şikayetlerin gün içinde, sıcak uygulamakla, hareketle veya sıcak ve kuru havalarda artması havuzun sıcak olduğunu; geceleyin, soğuk uygulamakla istirahatle veya soğuk ve nemli havalarda artması ise havuzun soğuk olduğunu gösterir. Bu bilgi özellikle kas iskelet sistemi hastalıkları için geçerlidir, tüm hastalıklar için değil. Örneğin böbrek Yin yetersizliğine bağlı çınlama vakalarında, havuz sıcak olmasına rağmen geceleyin çınlama artar. Aynı şekilde akciğer Yin yetersizliğine bağlı öksürüğü olan kişilerde havuz sıcak olmasına rağmen öksürük şikâyeti geceleyin artar. Kas iskelet sistemi ağrılarının tipini belirlemede bu sorular çok önem arz eder. Eğer hastanın ağrıları gündüz, sıcak uygulamakla, hareketle veya sıcak ve kuru havalarda artıyor ise Yang dominant ağrı olarak adlandırılır. Eğer hastanın ağrıları geceleyin, soğuk uygulamakla, istirahatle veya soğuk ve nemli havalarda artıyorsa Yin dominant ağrı olarak adlandırılır. Her hastalıkta olduğu gibi kas iskelet sistemi ağrılarında da havuzun sıcak veya soğuk olduğunun ayrımı tedavide bize yol gösterecektir. Burada dikkatinizi çekmek istediğim bir husus var.

Nem tipi ağrılar Yin dominant ağrı olmasına rağmen, bazen Yang dominant ağrılarla karışabilir. Nem tipi ağrılar, Yang dominant ağrılar gibi harekete başlandığında artar, bir tutukluk dönemi olur, sonrasında rahatlar. Bu hastalarda sabah tutukluğunu sık görürsünüz. Hasta bu ağrının harekete başladıktan 1-2 saat sonra azaldığını veya ortadan kaybolduğunu söyler. O yüzden bir hasta ağrısının hareketle arttığını söylüyor ise bunu biraz daha irdelemeniz gerekir. Hareketle artan bu ağrının gün içerisinde artarak mı, azalarak mı devam ettiği netleştirilmelidir. Yine nem tipi ağrıların diğer bir özelliği de bası ile ağrının artmasıdır. Örneğin nem tipi kalça ağrısı olan bir hasta, rahatsızlığının olduğu tarafa yattığında ağrısı artar. Nem tipi omuz ağrısı olan bir hasta, omzuna çanta dahi alsa, bası etkisiyle ağrısı artar.

FİZİK MUAYENE

Havuzun sıcak mı, soğuk mu olduğunu değerlendirmede ikinci önemli parametremiz fizik muayenedir. Beş element teorisi ile ilgili verdiğimiz genel bilgiler bölümünde kokulardan ve seslerden de bahsetmiştik. Bir hastada ağır kokunun olması, o havuzun sıcak olduğunu gösterir demiştik. Yine iyi bir hekimin bir hastanın sesini kapının arkasından dahi duysa tanı koyabileceğini söylemiştik. Koklama ve hastanın sesini dinleme gibi nadir kullanılan muayene yöntemlerini göz ardı edersek, inspeksiyon ve palpasyon fizik muayenede kullandığımız başlıca iki yöntemdir. Dil muayenesini inspeksiyona, nabız muayenesini de palpasyona dahil edebiliriz.

İNSPEKSİYON VE DİL MUAYENESİ

Hasta eğer huzursuz görünüyorsa havuz genellikle sıcaktır. Huysuz olarak değerlendirdiğimiz hastaların Yang dominant olma ihtimali daha yüksektir. Havuzun serin olduğu hastalar genellikle sakin görünürler.

Hiperemi, havuzun sıcak olduğuna işaret eder. Bu hiperemi gözde veya dilde olabilir. Bazen bir meridyen seyri boyunca veya meridyen seyri olmaksızın ciltte olabilir. Solukluk soğuk havuza işaret eder. Bu solukluk ciltte, dilde veya dudakta olabilir. Doku ve eklemlerde hiperemi olmaksızın gözlenen ödem de soğuk havuza işaret eder. Cildin kuru ve ince görünümü metal havuzunun sıcak olduğuna işaret ederken, nemli ve kalın görünümü soğuk olduğuna işaret eder.

Hastanın zayıf olması havuzun sıcak olduğuna, kilolu olması soğuk olduğuna işaret eder. Havuzun sıcak veya soğuk olduğunun kararını sadece hastanın kilosuna göre verirseniz çok sık yanılgıya düşersiniz. Zayıf olup da havuzun soğuk olduğu, kilolu olup da havuzun sıcak olduğu hasta sayısı hiç de az değildir.

Dil muayenesinin de bir çeşit inspeksiyon yöntemi olduğunu söylemiştik. Burada dil muayenesinden çok ayrıntılı bahsetmeyeceğim. Özetle dil korpusunda hiperemi, kuruluk ve çatlağın olması, dil pasında sararma olması, kısmi veya tam kaybın olması sıcak havuz bulgularıdır. Normal bir dil pası, beyaz renkli ve ince bir tabakadır. Dil pası, Yang organların, özellikle de midenin durumunu yansıtır. Dış patojenin niteliği hakkında ve vücudun bu patojene verdiği cevaba ilişkin bize fikir verir. Dil korpusunun soluk olması, diş izlerinin eşlik ettiği şiş ve nemli bir görünümün olması, dil pasının kalın ve beyaz görünümde olması soğuk havuza işaret eder. Dil pası görünümü dış faktörlerle çok çabuk değişiklik gösterir. Bu nedenle akut aşırılık vakalarını daha çok dil pasından, kronik yetersizlik vakalarını da daha çok dil korpusundan değerlendirmek gerekir.

Bu kısa bilgilendirmenin ışığında örnek dil görüntüleri üzerinden değerlendirme yapalım.

ÖRNEK 1:

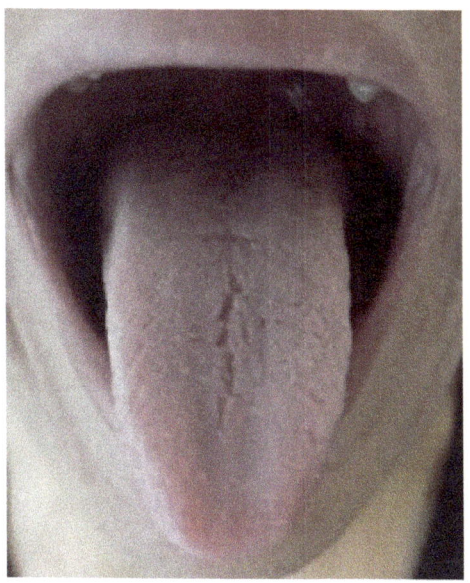

Şekil 40: Örnek dil görüntüsü

Şekil 40'taki dil, kuru görünümde, dil pası kayıp, dilin ortasında yarık izlenmekte. Yarığın santralde olması toprak havuzuna işaret eder. Bu durumda toprak havuzunun sıcak olduğunu söyleyebiliriz. Yani hastaya rahatlıkla mide Yin yetersizliği tanısı koyabiliriz. Böylece dil üzerinden hem arızalı havuzu bulmuş olduk hem de havuzun sıcaklığı hakkında yorum yapmış olduk (Şekil 41).

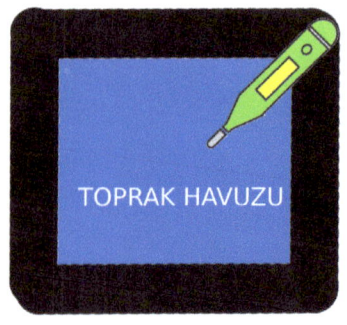 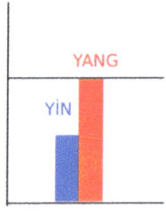

Şekil 41: Mide Yin yetersizliği

ÖRNEK 2:

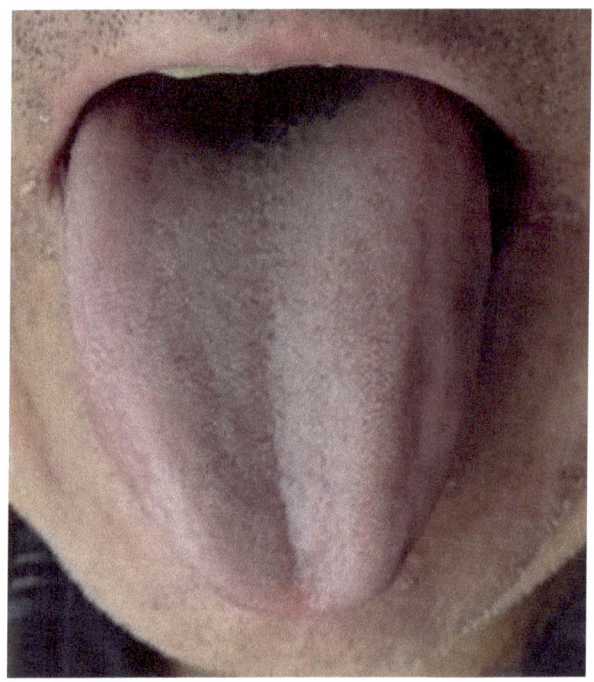

Şekil 42: Örnek dil görüntüsü

Şekil 42'teki dilin korpusu, diş izleri olmasa da şiş görünümde. Rengi soluk, dil pası beyaz renkli. Bu bulgular bize havuzun soğuk olduğunu gösterir. Dalak sıvıların transportunda görevli organ olduğundan, yetersizliğinde genellikle dilin genelinde şiş bir görünüm ortaya çıkar. Yani toprak elementi dilin merkezinde yerleştiğinden sadece merkezde şiş bir görünüm olur, gibi düşünmeyin. Bu bulguların ışığında hastada dalak Yang yetersizliği tanısı koyabiliriz (Şekil 43). Bu hastada dalak yetersizliğine bağlı biriken nemin, yavaş yavaş balgama dönüşme meylinde olduğunu düşünüyorum. Çünkü saf dalak Yang yetersizliği olsa idi dil korpusu nemli gözükürdü. Burada ise dilde biraz kuru bir görünüm var.

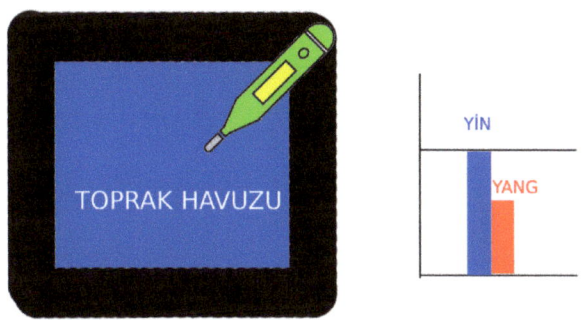

Şekil 43: Dalak Yang yetersizliği

ÖRNEK 3:

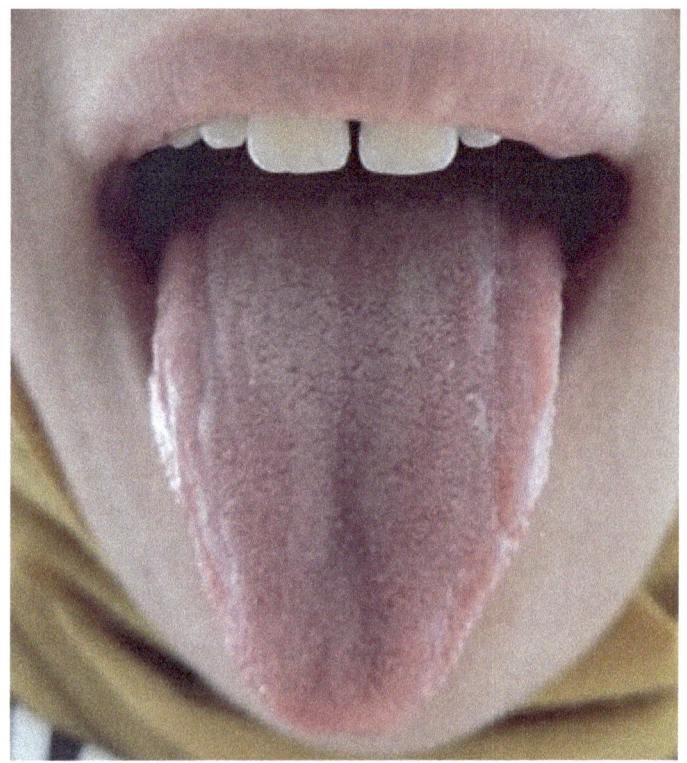

Şekil 44: Örnek dil görüntüsü

Şekil 44'teki dilin, fotografta çok net gözükmemekle birlikte, lateralinde boylu boyunca ve dil ucunda hiperemik görünüm izlenmekte. Dil korpusundaki hiperemi, havuzun sıcak olduğuna işaret eder. Havuzun sıcak olması iki nedenle olabilir. Ya sıcak su çeşmesi aşırı akıyordur ya da soğuk su çeşmesi yetersiz akıyordur. Yani ya aşırılık nedeniyledir ya da yetersizlik nedeniyle. Yin yetersizliğine bağlı havuz sıcak diyebilmek için ya dil pasında kayıp olmalı ya da dil korpusunda çatlak olmalı. Bu dilde böyle bir görünüm olmadığı için bu durumda vakanın dolu sıcak olduğu, boş sıcak olmadığı anlaşılmış oldu. Bu durumda tanımız kalp ve karaciğerin dolu sıcağıdır (Şekil 45).

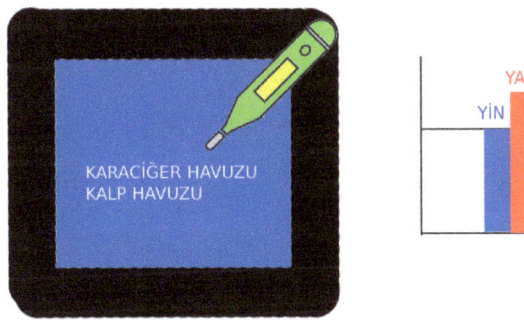

Şekil 45: Karaciğer ve kalp havuzunun dolu sıcağı

ÖRNEK 4:

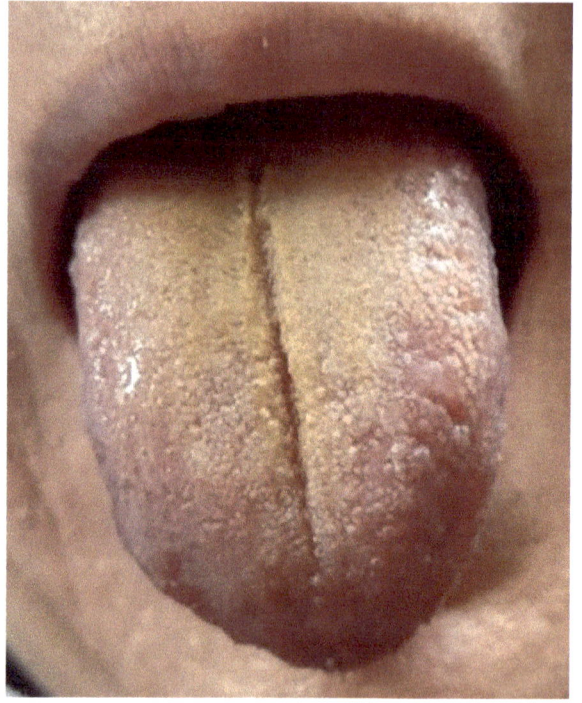

Şekil 46: Örnek dil görüntüsü

Şekil 46'daki dil korposunda posteriordan anteriora doğru boylu boyunca yarık olması ve dil pasının sarı renkli olması havuzun sıcak olduğunu gösterir. Dilin anterioruna uzanan orta hattaki bu tür yarıklara "Kalp yarığı" denir. Mide ve kalp Yin yetersizliğinde olur. Yin yetersizliklerinde dil korpusu genellikle ince yapılı olur. Bu dil korpusu ise ince görünümlü değil. Aynı zamanda mide Yin yetersizliği olmasına rağmen dil pasında kayıp yok.

Bilakis biraz kalınlaşma ve sararma var. Anlaşılan bu vakada mide Yin yetersizliğine sekonder balgam birikimi mevcut (Şekil 47). Yani hastada hem yetersizlik hem aşırılık birliktedir. Klinikte yetersizlik ve aşırılığın birlikte olduğu bu tür vakaları çok sık göreceksiniz.

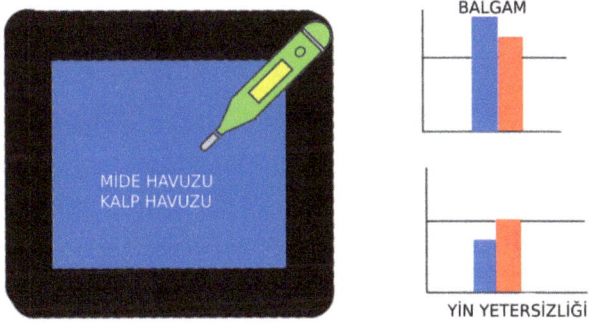

Şekil 47: Kalp ve mide Yin yetersizliği ve balgam

ÖRNEK 5:

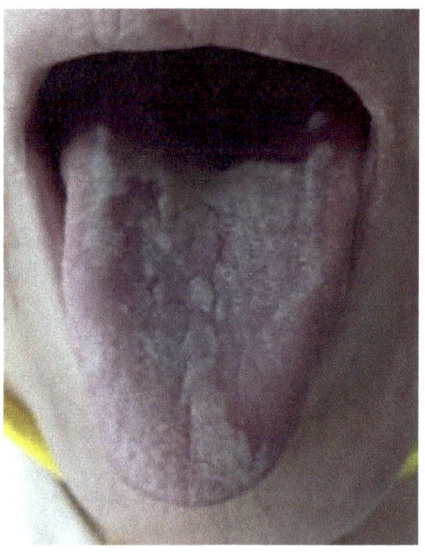

Şekil 48: Örnek dil görüntüsü

Şekil 48'deki örnek dil görüntüsünde, dil korpusu kuru ve yer yer çatlaklar mevcut. Dil pası beyaz renkli ve yer yer kayıplar izleniyor. Dil pası kaybı, dil korpusunda yer yer çatlakların olması ve kuruluk, mide Yin yetersizliğine işaret ediyor. Bu hastada muhtemel Yang'da düşük diyebiliriz çünkü Yang'ı çok belirgin olsa idi dil korpusunda hiperemi, dil pasında da sararma görmemiz gerekirdi. Bu durumda vakada mide Yin ve Yang yetersizliğinin birlikte olduğu fakat mide Yin yetersizliğinin daha belirgin olduğu düşünülebilir (Şekil 49).

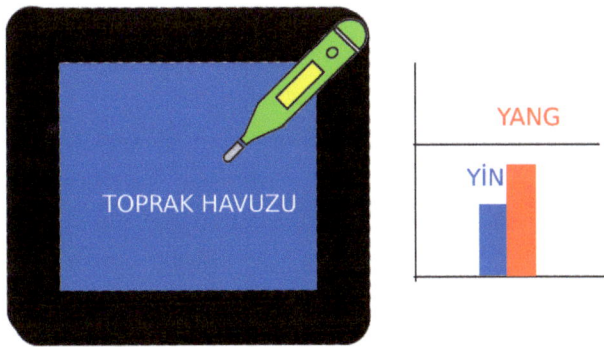

Şekil 49: Yin yetersizliğin daha belirgin olduğu Yin-Yang yetersizliği

ÖRNEK 6:

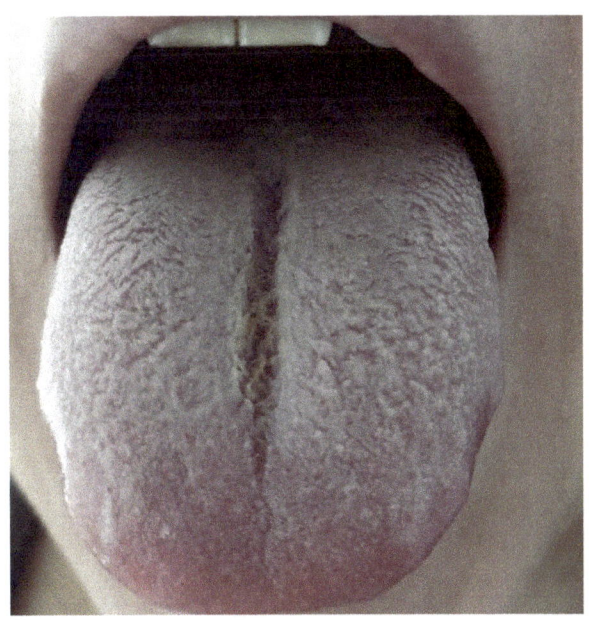

Şekil 50: Örnek dil görüntüsü

Şekil 50'deki örnek dil görüntüsünde dil korpusu şiş ve anteriorda kısmen hiperemik olarak izlenmekte. Dil pası kalın ve beyaz renkli olmakla birlikte ortada kısmen sararmaya başlamış. Dilin ortasında çatlak gibi görüntü, dil korpusuna ait değil, dil pasına aittir. Bu bulgular nem patojeninin toprak havuzunu etkilediğini düşündürmektedir. Nem patojeni varlığında dil pası kalınlaşır. Eğer vücut neme karşı Yang'ını artırarak cevap verirse bu nem balgama dönüşür. Beş element teorisine göre belirli dış patojenik faktörler, belirli organları daha çok etkiler. Nem patojeni en çok toprak elementini etkiler. Dil anteriorundaki hafif hiperemi, toprak elementinde neme karşı oluşan ısı artışının, toprağın oğlu metal elementine de sirayet ettiğini düşündürmektedir. Bu durumda bu vaka bir aşırılık vakasıdır. Tanımız, toprak havuzunda neme sekonder gelişen balgam ve metal havuzunda dolu sıcak olacaktır (Şekil 51).

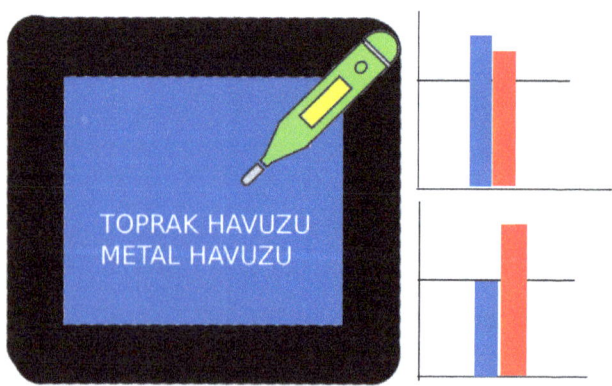

Şekil 51: Toprak havuzunda balgam, metal havuzunda dolu sıcak

Arızalı havuzun sıcak mı, yoksa soğuk mu olduğunun teşhisinde kullandığımız inspeksiyon yöntemini burada sonlandırıp, palpasyon yöntemiyle devam edelim.

PALPASYON

Arızalı havuzun sıcak mı, soğuk mu olduğunu anlamak için, elinizi havuza sokup bakın, yani hastaya dokunun. Hastanın yüzüne, eline hatta ayağına dokunmak, sıcaklığını merak ettiğiniz çoğu havuz hakkında size bir fikir verecektir. Hastanın yüzünün sıcaklığı üst jiao, ellerinin sıcaklığı üst ve orta jiao, ayaklarının sıcaklığı da alt jiao hakkında bir fikir verir. Meridyen seyri ile ilgili şikâyeti olan, örneğin ağrısı olan bir hastanın, ağrılı bölgesinin sıcaklığını elinizle kontrol edin. Hatta organ rahatsızlıklarında dahi, organın yerleştiği lokalizasyonun çevresindeki cilt bölgesinde ısı farklı olabilir. Örneğin "Böbrek Yang yetersizliği" olan hastalarda, lomber bölgenin yan taraflarına dokunduğunuzda, diğer bölgelere nazaran soğuk olduğunu rahatlıkla hissedebilirsiniz.

NABIZ MUAYENESİ

Bir palpasyon yöntemi olan nabız muayenesi, arızalı havuzun sıcak mı, soğuk mu olduğu hakkında bize fikir veren önemli bir muayene şeklidir. Tek başına bir kitap hacmi oluşturabilecek nabız muayenesine ayrıntılı olarak değinilmeyecek, tıpkı dil muayenesindeki gibi, klinikte kullandığım şekliyle basitleştirip aktarmaya gayret edeceğim. Nabız muayenesinde, nabzın dört vasfına dikkat etmenizi öneririm. Nabzın gücüne, derinliğine, kalınlığına ve hızına (Şekil 52).

- NABIZ GÜÇLÜ MÜ ZAYIF MI?
- YÜZEYEL Mİ DERİN Mİ?
- İNCE Mİ KALIN MI?
- HIZLI MI YAVAŞ MI?

Şekil 52: Nabzın dört vasfı

Havuz ısındıkça nabız yüzeyelleşir. Demek ki nabzını yüzeyel olarak gördüğümüz hastalarda, havuz sıcak diyeceğiz. Havuzun sıcak olması, sıcak su çeşmesinin aşırı akmasına bağlı da olabilir, soğuk su çeşmesinin yetersiz akmasına bağlı da olabilir. Yani vaka aşırılık vakası da olabilir, yetersizlik vakası da. Eğer havuz, sıcak su çeşmesinin aşırı akmasına bağlı sıcaksa, nabız hem yüzeyel hem de güçlü olur. Eğer havuz, soğuk su çeşmesinin yetersiz akmasına bağlı sıcaksa, nabız yüzeyeldir fakat zayıftır. Yüzeyel nabız deyince, insan zihni bunu güçlü bir nabız gibi algılayabiliyor. Bu şekildeki bir düşünce yanlıştır. Demek ki yüzeyel bir nabız bastırdığınızda kaybolmuyorsa güçlü demektir ve aşırılığa bağlıdır, bastırınca hemen kayboluyorsa zayıf demektir ve yetersizliğe bağlıdır. Havuz soğudukça nabız derinleşir. Sıcak havuz için kurduğumuz cümleyi soğuk havuz için de kuralım. Havuzun soğuk olması, soğuk su çeşmesinin aşırı akmasına bağlı da olabilir, sıcak su çeşmesinin yetersiz akmasına bağlı da olabilir. Yani vaka aşırılık vakası da olabilir, yetersizlik vakası da. Eğer havuz, soğuk su çeşmesinin aşırı akmasına bağlı soğuksa, nabız hem derin hem de güçlü olur. Eğer havuz, sıcak su çeşmesinin yetersiz akmasına bağlı soğuksa, nabız derin ve zayıftır. (Şekil 53).

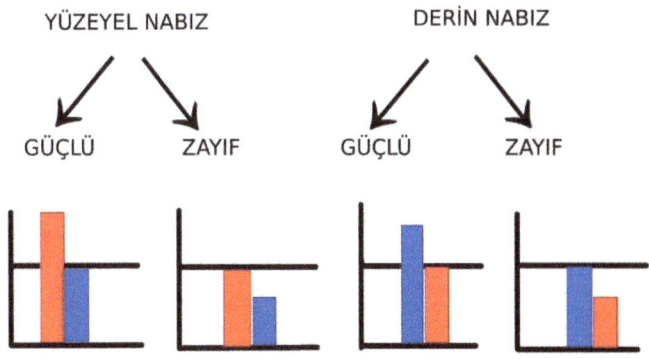

Şekil 53: Yüzeyel ve derin nabız türleri

Burada, çevresel patojenik faktörlerle ilgili bir istisnayı da belirtmeden geçmeyelim. Çevresel soğuk patojeni, vücuda girdiğinde erken evrede cilt ve kaslar arasına yerleşir ki bu evreye eksternal evre denir. Hastalık bu evrede eradike edilemezse, internal evreye geçer. Soğuk patojeni, eksternal evrede iken nabız yüzeyeldir. İnternal evreye geçtiğinde derinleşir. O zaman, enfeksiyöz tablolarda nabzın bu istisnai durumunu akılda tutacağız. Gerek "Sıcak" gerekse de "Soğuk" dış patojenik faktörlerin eksternal evrelerinde nabız yüzeyeldir.

Gelelim nabzın kalınlığına. Bunu şu şekilde basitleştirelim. Kan, plazma ve kan hücrelerinden oluştuğuna göre, kanın plazması ne kadar azsa, nabız o kadar incedir. Yani nabzın ince olması Yin yetersizliğinin veya kuruluğun göstergesidir. Nabza gerginliğini veren şey "Yang"dır. Bu durumda Yin yetersizliği olan bir hastada, Yang da yetersiz ise, nabız pamuk ipliği gibi hem ince hem de gevşek olur. Yin yetersiz, fakat Yang normal veya aşırı olursa, nabız gitar teli gibi ince ve gergin olur. Nabız kalın olarak hissediliyorsa, kanın plazma kısmının aşırı olmasını hayal edebilirsiniz. Yani kalın nabız nem varlığına işaret eder (Şekil 54).

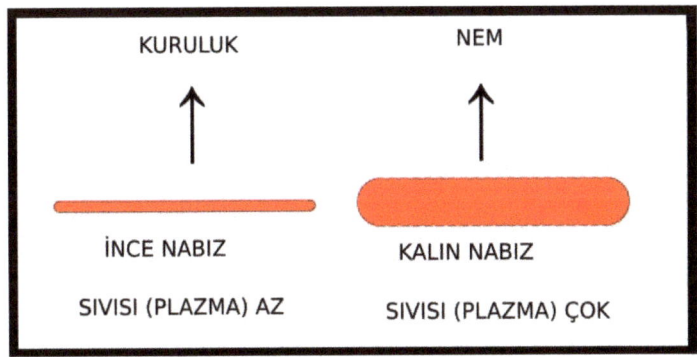

Şekil 54: Nabzın kalınlığı

Nabız kalın hissedilmekle birlikte eğer yumuşak kıvamdaysa, nem patojenine vücut Yang'ını artırarak cevap vermedi demektir. Yani bu durum saf nem varlığına işaret eder. Eğer nabız kalın hissedilmekle birlikte sert kıvamdaysa, bu durumda nem patojenine karşı vücut Yang'ını artırarak cevap verdi demektir ki bunun adı kaygan nabızdır (Şekil 55). Balgam varlığında hissedilen kaygan nabız, parmak altında sanki bir inci tanesi varmış gibi tarif edilir.

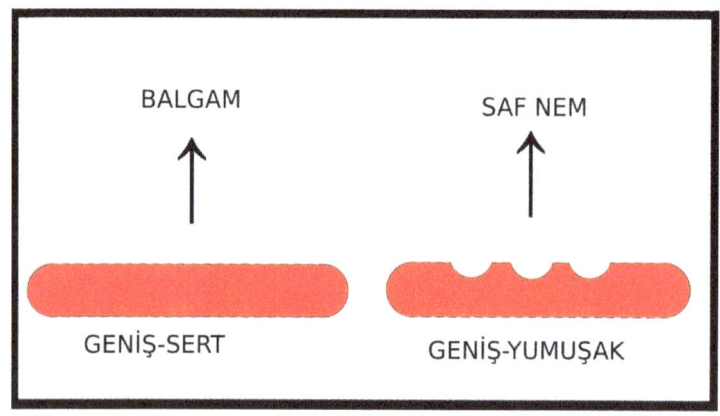

Şekil 55: Kaygan nabız

Nabzın hızı yaşla birlikte değişmekle birlikte, kabaca dakikada 60 atımın altı düşük olarak, 80 atımın üstü de hızlı olarak kabul edilir. Kalp atım hızı aslında kalp havuzunun durumunu gösterir. Kaynaklarda herhangi bir organdaki Yang dominant durumda, kalp hızının arttığı yazsa da aslında Yang'ı artan organ, ana oğul veya nene torun etkileşimlerinden biriyle kalbi etkilemişse kalp hızı artar. O zaman kalp hızı dakikada 80'nin üzerinde ise, kalp havuzunun sıcak olduğunu, 60'ın altında ise, kalp havuzunun soğuk olduğunu söyleyeceğiz (Şekil 56).

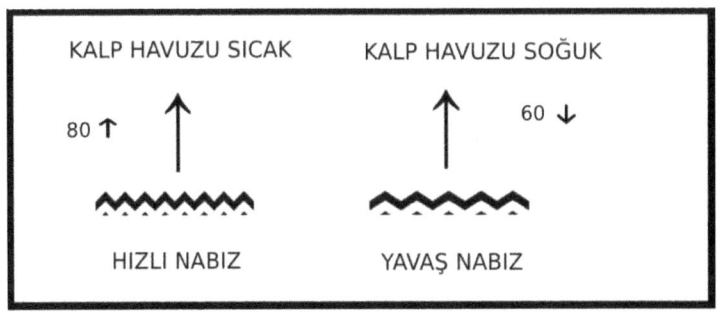

Şekil 56: Kalp hızı

OTÖRLERİN YORUMU

Modern Tıp eğitimi almış biz hekimler, genellikle Batı Tıbbı ile tanısı konulmuş hastalıkları, GÇT'na göre yorumladığımız için, bulduğumuz havuzun sıcaklığı konusunda otör yorumlarından istifade etmemiz gayet tabiidir. Örneğin depresyon genellikle üst jiaonun hastalığı olarak değerlendirilir. Beş element teorisine göre neşe kalple, üzüntü akciğerle ilişkili duygudur. Depresyon, hastada neşe halinin olmaması ve üzüntü olarak yorumlanırsa, arızalı havuzun, neden üst jiaoda yerleşen kalp ve akciğer olduğu daha iyi anlaşılır. Depresyonda genellikle karaciğer havuzu da arızalı havuzlar arasında zikredilir. Bir kısım otör, depresyon tedavisinde sadece Yin'i beslerken bir kısmı Yang'ı da besler. Görüldüğü gibi, arızalı havuzu bulmada otörler arasında nasıl ihtilaf varsa, havuzun ısısı konusunda da ihtilaflar olabiliyor. Bu ihtiflardan olabildiğince haberdar olursak, hastalıkları farklı bakış açılarıyla yorumlama imkânı elde etmiş oluruz.

ÜÇÜNCÜ ADIM

ARIZALI HAVUZUN ISISINI DÜZENLE

Birinci adımda arızalı havuzu bulduk. İkinci adımda arızalı havuzun ısısını kontrol ettik. Üçüncü adımda da havuza açılan sıcak ve soğuk su çeşmelerinden havuzun ısısını düzenleyeceğiz (Şekil 57). Bir organda Yang enerji yetersizse, Yang enerjiyi artırma işlemine, Yang'ın tonifikasyonu denir. Biz bunu "Sıcak su çeşmesini açmak" olarak adlandıracağız. Bir organda Yin enerji yetersizse, Yin enerjiyi artırma işlemine, Yin'in tonifikasyonu denir. Biz bunu "Soğuk su çeşmesini açmak" olarak adlandıracağız. Bir organda Yang enerji aşırı ise, Yang enerjiyi azaltma işlemine, Yang'ın sedasyonu denir. Biz bunu "Sıcak su çeşmesini kapatmak" olarak adlandıracağız. Bir organda Yin enerji aşırıysa, Yin enerjiyi azaltma işlemine, Yin'in sedasyonu denir. Biz bunu "Soğuk su çeşmesini kapatmak" olarak adlandıracağız.

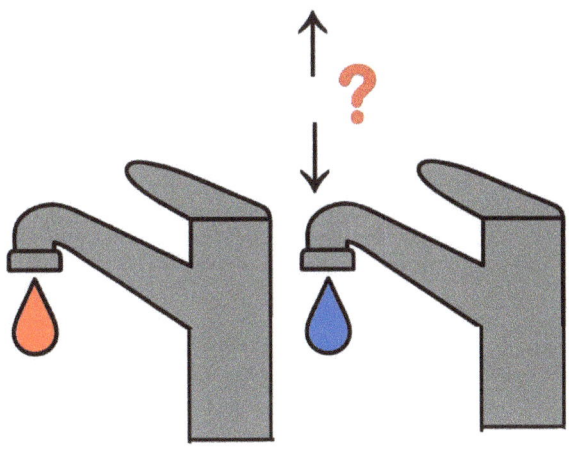

Şekil 57: Arızalı havuzun ısısını düzenleme işlemi

Soğuk havuzun ısısını, sıcak su musluğunu açarak mı dengeleyeceğiz, soğuk su musluğunu kapatarak mı dengeleyeceğiz? Sıcak havuzun ısısını, soğuk su musluğunu açarak mı dengeleyeceğiz, sıcak su musluğunu kapatarak mı dengeleyeceğiz?

Bu soruları, aşağıdaki şekil üzerinden cevaplayalım (Şekil 58). Bu şekli, Thambirajah'tan aldım. "Sistematik Akupunktur" isimli kitabımda da sizlere aktarmıştım. Konunun anlaşılması için bu şeklin çok önemli olduğunu düşünüyorum.

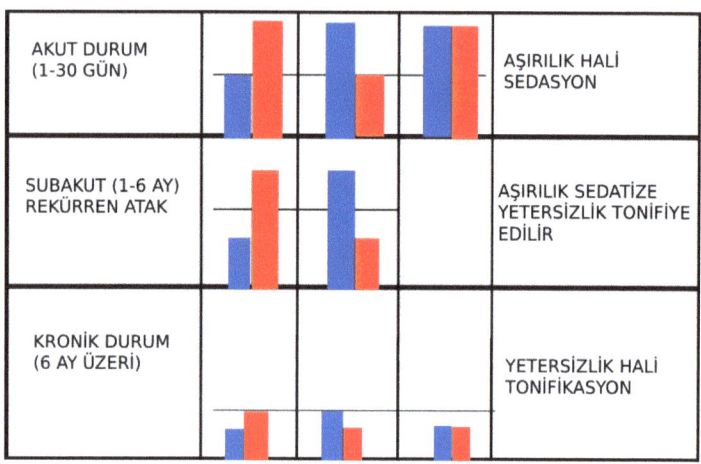

Şekil 58: Aşırılık ve yetersizlik vakalarında izlenecek yol

Aşırılık vakaları musluğu kapatarak tedavi edilirken, yetersizlik vakaları ise musluğu açarak tedavi edilir. Yani aşırılık vakalarında sedasyon, yetersizlik vakalarında tonifikasyon yapılır. Hastalığın aşırılık veya yetersizlik vakası olduğunun kararı, akupunktur eğitimine yeni başlayan arkadaşlar için çok kolay değildir. Anlattığımız dil ve nabız muayenesinde tecrübe kazandıkça, bu kararı vermek çok daha kolay hale gelecektir. Henüz yeterli tecrübe kazanmamış arkadaşlar, hastanın şikayetinin başlangıcını sorgulayarak bu kararı verebilirler. Hasta bize en fazla 30 günlük bir şikâyet süreci tarifliyor ise, vaka akut vaka veya aşırılık vakası olarak adlandırılır ve musluklar kapatılarak tedavi edilir. Havuz sıcaksa, sıcak su musluğu kapatılır, havuz soğuksa soğuk su musluğu kapatılır. Soğuk havuz semptom ve bulgularıyla sıcak havuz semptom ve bulguları birlikte ise her iki musluk da kapatılır. Hasta şikâyeti için, 1 ile 6 ay arasındaki bir süreç belirtiyor ise vaka subakut olarak adlandırılır. Subakut vakalarda, yetersizlik ve aşırılığın birlikte olduğu düşünülür. Dolayısıyla musluklardan biri kapatılır, diğeri açılır. Havuz sıcaksa, sıcak su musluğu kapatılır, soğuk su musluğu açılır. Havuz soğuksa, soğuk su musluğu kapatılır, sıcak su musluğu açılır. Hasta şikâyeti için 6 aydan daha uzun bir süre tarifliyor ise kronik veya yetersizlik vakası olarak adlandırılır ve musluklar açılarak tedavi edilir. Havuz sıcaksa soğuk su musluğu, havuz soğuksa sıcak su musluğu açılır. Bazı yetersizlik vakalarında, havuzun sıcak olduğuna işaret eden bulgularla, soğuk olduğuna işaret eden bulgular birlikte olabilir veya havuzun soğuk veya sıcak olduğuna işaret eden hiçbir bulgu olmayabilir. Bur durumda her iki musluk da açılır.

Astım ve migren gibi rekürren ataklarla seyreden kronik hastalıkların, atak sırasındaki Yin Yang diyagramı tıpkı subakut hastalıklardaki Yin Yang diyagramı gibidir. Bu nedenle, hastalık kronik olsa da atak sırasında musluğun biri kısılır, diğeri açılır.

Hastanın şikayetinin başlangıç süresine göre aşırılık ve yetersizlik kararı vermek her zaman doğru olmayabilir. Bazı kronik zemini olan vakalar, kliniğe akut bir şekilde yansıyabilir. Örneğin miyokard enfarktüsü olan bir hastayı, şikayetinin başlangıcına bakarak, akut bir vaka gibi değerlendirirsek hata etmiş oluruz. Biz nasıl ki taşan bir kahvenin sadece taşma anına şahit olsak da onun bir evveliyetinin olduğunu biliyorsak, kliniğe akut görünümle yansıyan bazı hastalıkların da kronik bir zeminde gelişebileceğini bileceğiz. Bu nedenle, hastanın şikayetinin başlangıç süresine göre aşırılık ve yetersizlik tanısı koymanın bazı handikapları olsa da çoğu vakada isabetli karar almanıza vesile olacaktır.

Bu anlattıklarımızı örnek vaka üzerinden daha anlaşılır hale getirelim. Ateşli bir gastroenterit vakası hayal edelim. Şikâyetleri 2 gün önce başlamış olsun. Diline baktık sarı bir dil pası gördük, nabzı sağ taraf anterior pozisyonda güçlü ve yüzeyel olarak hissettik. Semptom ve bulgular ışığında, arızalı havuzumuz kalın bağırsak dedik. Muayene bulguları, havuzun sıcak olduğuna işaret etti. Gerek şikayetlerin süresinden gerekse de muayene bulgusundan vakanın aşırılık vakası olduğunu düşündük. Kalın bağırsak metal elementine ait olduğu için, metal havuzuna açılan sıcak su çeşmesini kapatsak yeterli olacak. Metal havuzuna açılan sıcak su çeşmesi, kalın bağırsak meridyenidir. Kalın bağırsak meridyeni üzerinden musluğu nasıl kapatacağımızı ilerleyen pasajlarda anlatacağız. Şimdilik sadece yaklaşımın mantığını anlamanız yeterli olacak. Akla şöyle bir soru gelebilir. Sıcak olan metal havuzunu, soğuk su çeşmesini açarak soğutamaz mıyız? Aşırılık vakaları sedatize, yetersizlik vakaları tonifiye edilir demiştik. Musluğu açma işlemi tonifikasyon işlemidir. Bu vakada öncelikle yapmamız gereken sıcak su musluğunu kapatmaktır. Fakat soğuk su musluğunu açarak havuzu serinletmek de bir alternatiftir. Her iki işlemi birlikte yaparsanız, yani sıcak su musluğunu kapatmakla birlikte soğuk su musluğunu da beraberinde açarsanız, vaka kısa sürede soğuk havuza dönebilir. Yani hastanın ateşi hızla düşmekle birlikte, soğuk ishal hali ortaya çıkabilir. Sıcak ishalde hastanın dışkısı çok kötü kokar ve anüs çevresinde bir yanma hissine neden olur. Soğuk ishalde hastanın dışkısındaki kötü koku ve anüs çevresindeki yanma hissi kaybolur, fakat ishal hali devam eder. Bu nedenle sıcak su musluğunu kapatıp, soğuk su musluğunu açma işlemine uzun süre devam etmeyip 1-2 seans sonra sonlandırmakta fayda vardır. Sadece sedasyon işlemi yaptığınız vakalarda dahi hastanın şikâyeti ortadan kaybolduğunda akupunktur seanslarını sonlandırmanızı öneririm.

İkinci örneğimiz migren hastası olsun. Hasta ağrısının, bazen şakaklarında, bazen tepede, bazen de göz arkasında olduğunu söylüyor. 3 yıldır ara sıra atakları olan hastanın, ağrısı olduğunda ışık ve sesten rahatsız oluyor, ara sıra bulantı ve kusma da eşlik ediyor. Hastanın dil muayenesinde belirgin bir özellik göremedik, nabzı sol taraf guan bölgesinde yüzeyel ve zayıf olarak bulduk. Bu hastada, arızalı havuzu safra kesesi olarak düşündük. Semptom ve bulgulardan havuzun sıcak olduğuna karar verdik. Vaka kronik yetersizlik vakası ve havuz sıcak. Eğer hasta bize ağrısının olmadığı bir dönemde gelmişse, ağaç havuzuna açılan soğuk su çeşmesini açmamız yeterli olacak. Atak esnasında bize geldi ise soğuk su çeşmesini açarız, ağrısı rahatladı ise ilave bir şey yapmaya gerek yok. Ağrısı rahatlamadı ise bu durumda sıcak su çeşmesini de kapatırız.

Kronik vakalarla ilgili, ilave birkaç kelam daha edip "Üçüncü adımı" sonlandıralım. Klinik uygulamalarımda kronik vakalardaki Yin Yang diyagramının, yukarıdaki şekilde gösterilenden biraz farklı olabileceğini gördüm. Örneğin Yin yetersizliği vakalarında, Yin azalmakla birlikte Yang da kısmen azalabilmekte. Yang yetersizliği vakalarında, Yang azalmakla beraber, Yin de kısmen azalabilmekte. Yani kronik vakalarda, sıcak ve soğuk havuz Yin Yang diyagramı aşağıdaki şekildeki gibi olabilmektedir (Şekil 59).

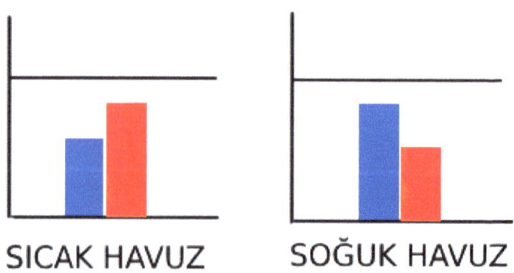

SICAK HAVUZ   SOĞUK HAVUZ

Şekil 59: Kronik vakalardaki Yin Yang diyagramı

Bu anlattığımın daha iyi anlaşılması için kronik rekürren gastrit vakasını örnek olarak verelim. Bu hastaların ağrısız döneminde, Yin'i çok azdır, fakat Yang'ı da kısmen azdır. Atak sırasında Yin, Yang'ı kontrol edemez ve Yang normalin üstüne çıkar. Atak sonrası tekrar eski haline geri döner (Şekil 60).

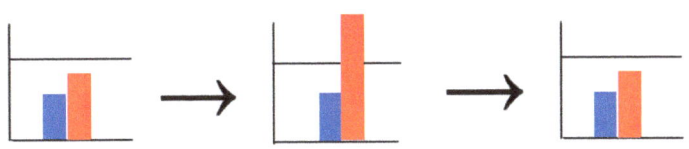

Şekil 60: Kronik rekürren gastritte Yin Yang diyagramı

Bu hastalarda sadece soğuk su çeşmesi açılırsa hatta atak döneminde sıcak su çeşmesi de uzun süre kapatılırsa, vaka genellikle soğuk havuza döner. Bu durumda hasta su içsem şişiyorum demeye başlar. Peki bu durumda nasıl bir strateji izleyelim. Hasta, atak döneminde sadece soğuk su çeşmesinin açılması işlemiyle rahatlıyorsa ilave bir şey yapmaya gerek yok. Rahatlamıyorsa kısa süre, belki 1 seans olacak şekilde, sıcak su çeşmesi kapatılmalı. Ağrısız dönemde ise 2 veya 3 tane soğuk su çeşmesiyle birlikte 1 tane de sıcak su çeşmesi açılmalı. Tüm kronik yetersizlik vakalarında bu yaklaşımı uygulayabilirsiniz. Yani havuzun sıcak olduğu yetersizlik vakalarında 2-3 tane soğuk su çeşmesinin yanı sıra 1 tane de sıcak su çeşmesi açılırsa iyi olur. Havuzun soğuk olduğu yetersizlik vakalarında 2-3 tane sıcak su çeşmesinin yanı sıra 1 tane de soğuk su çeşmesi açılırsa iyi olur. Havuzun ne sıcak ne de soğuk olduğu yetersizlik vakalarında da 1 sıcak su musluğu ve 1 soğuk su musluğu açılırsa iyi olur (Şekil 61).

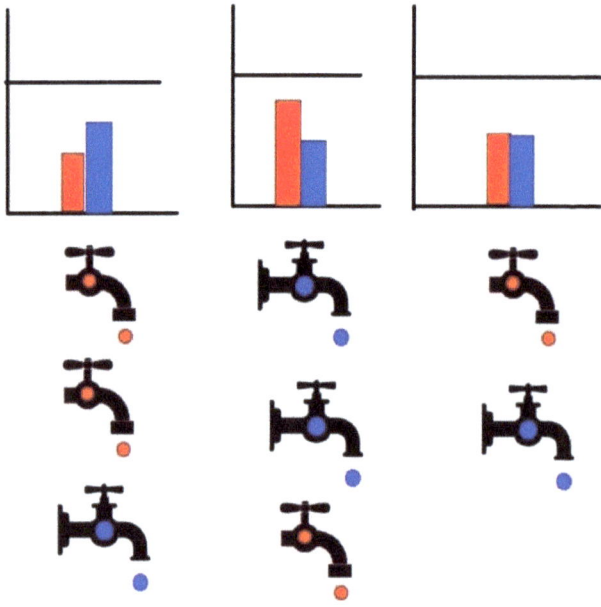

Şekil 61: Yetersizlik vakalarında önerdiğimiz tedavi

Dil muayenesinde kısmen bahsettiğimiz üzere, klinikte birçok hastada yetersizlik ve aşırılığın birlikte olduğunu da görebilirsiniz. Dalak yetersizliğine bağlı balgam vakaları buna örnektir ki klinikte çok sık karşılaşırız. Böyle bir durumda yetersizlik nedeniyle "Tonifikasyon" mu yapacağız, aşırılık nedeniyle "Sedasyon" mu yapacağız? Bu kararı vermek için hastanın nabzına bakılır. Nabız zayıf ise "Tonifikasyon", güçlü ise "Sedasyon" yapılır.

Son olarak şunu da söyleyip bu pasajı sonlandıralım. Klinikte, semptom ve bulguları aynı anda farklı havuza işaret eden pek çok hasta görebilirsiniz. Kâinatta bir coğrafyada yaz mevsimi hâkim iken, bir başka coğrafyada kış mevsimi hâkim olabileceği gibi, bulduğumuz arızalı havuzların da bir kısmı sıcak, bir kısmı soğuk olabilir. O nedenle her havuzun ısısını, ayrı ayrı değerlendirip ona göre tedavi etmek gerekir.

Böylece hastalıklara "Üç adımla" nasıl yaklaşılacağını öğrenmiş olduk. "Üç adımı" anlatırken, tanı kısmında beş element teorisinden istifade etsek de tedavide beş element akupunkturunu nasıl kullanacağımızdan hiç bahsetmedik. Bundan sonra da beş element akupunkturunu, tedavide nasıl kullandığımızı anlatacağım. Fakat konuya geçmeden önce, şimdiye kadar anlatılanları tamamlamak amacıyla ilave birkaç kelam edelim. Hastalıklara, "İç organlara göre hastalık paterni" tanımlayarak yaklaşan kaynak kitaplarını okuyan bir öğrenci, şunu söyleyebilir: Hocam, bu anlattıklarınızdan sonra, ben artık bu kaynak kitaplarda geçen "Yin yetersizliği", "Yang yetersizliği", "Yin aşırılığı", "Yang aşırılığı" terimlerini daha iyi anlayabiliyorum. Fakat bu kitaplarda, "Qi yetersizliği", "Kan yetersizliği" gibi terimler de geçiyor. Bunları nereye oturtacağım?

Bu soruya kısaca şu şekilde cevap verebilirim: Havuzun sıcak veya soğuk olduğuna dair elinizde net bir delil yoksa, havuza soğuk veya sıcak diyemiyorsanız, Qi yetersizliği diyebilirsiniz. Belki mevcut deliller, havuzu soğuk gibi hissettirebilir fakat bunu destekleyecek çok fazla bir delil yoktur. Bu vakaları, Yin ve Yang'ın birlikte azaldığı vakalar olarak düşünebilirsiniz. Örneğin kronik öksürük, ses kısıklığı, nefes darlığı olan bir hastayı değerlendirdiniz. Arızalı havuzu akciğer havuzu olarak buldunuz. Havuzun ısısı hakkında yorum yapmak için, dil ve nabız muayenesi yaptınız. Dilin soluk ve nemli görünümü havuzu soğuk olarak düşündürse de havuzun soğuk olduğuna dair ilave bir delil bulamadınız. Bu durumda vakayı akciğer Qi yetersizliği olarak adlandırabilirsiniz. Tedavide de metal havuzuna giden sıcak ve soğuk su çeşmelerini dengeli kullanırsınız. Yani 1 tane sıcak su çeşmesi açıyorsanız, 1 tane de soğuk su çeşmesi açarsınız. Veya 2 tane sıcak su çeşmesi açıyorsanız, 2 tane de soğuk su çeşmesi açarsınız.

Kan yetersizliklerinde ise havuz sıcak da olabilir, soğuk da olabilir. Kan, dokuları nemlendirmesi ve beslemesi yönüyle Yin'dir, dokuları ısıtması ve hareketli olması yönüyle Yang'dır. Kan yetersizliklerinde dil bulgusu tipiktir. Dil korpusu soluk ve ince yapıdadır. Yang veya Qi yetersizliklerinde de dil korpusu soluktur fakat şiş görünümdedir. Gerek Qi yetersizliklerinde gerekse de havuzun ılık olduğu kan yetersizliklerinde nabız, pamuk ipliği gibi ince ve yumuşaktır. Kan yetersizliği tanısı koyduğunuz vakalarda, eğer havuz soğuksa, 2-3 tane sıcak su çeşmesi, 1 tane de soğuk su çeşmesi açarsınız. Havuz sıcaksa, 2-3 tane soğuk su çeşmesi, 1 tane de sıcak su çeşmesi açarsınız. Havuz ılıksa 1-2 tane sıcak su çeşmesi, 1-2 tane de soğuk su çeşmesi açarsınız.

Bu kısa ilave bilgilendirmeden sonra, hastalıklara, "İç organlara göre hastalık paterni" tanımlayarak yaklaşan kaynak kitaplarını okuduğunuzda, çok daha kolay anlayacağınızı ümit ediyorum.

BEŞ ELEMENT AKUPUNKTURU

Her meridyenin dirsek ve el parmakları arasında veya diz ve ayak parmakları arasında yerleşen beş shu (transport) noktaları dediğimiz, enerjiyi dengeleyen noktalar vardır (Tablo 3). Havuzda ortaya çıkan enerji dengesizliğini, beş shu noktalarıyla düzenleme işlemine beş element akupunkturu denir. Bu tedavi mantığını öğrendiğinizde, her hastalıkta havuzu dolduran sıcak ve soğuk su musluklarını açmak ve kapamak için hangi noktaları kullanmanız gerektiğine, kendiniz karar verebileceksiniz.

Tablo 3: Beş shu noktaları

Yin Meridyenler	Jing-Kuyu (Ağaç)	Ying-Pınar (Ateş)	Shu-Dere (Toprak)	Jing-Nehir (Metal)	He-Deniz (Su)
Akciğer	LU 11	LU 10	LU 9	LU 8	LU 5
Perikard	PC 9	PC8	PC 7	PC 5	PC 3
Kalp	HT 9	HT 8	HT 7	HT 4	HT 3
Dalak	SP 1	SP 2	SP 3	SP 5	SP 9

Karaciğer	LİV 1	LİV 2	LİV 3	LİV 4	LİV 8
Böbrek	KİD 1	KİD 2	KİD 3	KİD 7	KİD 10
Yang Meridyenler	Jing-Kuyu (Metal)	Ying-Pınar (Su)	Shu-Dere (Ağaç)	Jing-Nehir (Ateş)	He-Deniz (Toprak)
Kalın bağırsak	LI 1	LI 2	LI 3	LI 5	LI 11
Sanjiao	Sj 1	Sj 2	Sj 3	Sj 6	Sj 10
İnce bağırsak	SI 1	SI 2	SI 3	SI 5	SI 8
Mide	ST 45	ST 44	ST 43	ST 41	ST 36
Safra kesesi	GB 44	GB 43	GB 41	GB 38	GB 34
Mesane	UB 67	UB 66	UB 65	UB 60	UB 40

Tabloda beş shu noktalarını görmektesiniz. Bu noktalar el ve ayak parmaklarının ucundan başlar, dirsek ve dizde sonlanırlar. Gördüğünüz üzere bu noktaların bir kısmı 1 sayısıyla başlarken, diğerleri farklı sayılarla başlamaktadır. Bunun nedeni, parmak uçlarında ya meridyenlerin bittiği ya da başladığı noktaların olmasıdır. Meridyenler parmak ucundan başlıyorsa 1 sayısıyla başlar. Parmak ucunda sonlanan her meridyen, farklı bir sayı ile sonlanır. Bu nedenle hangi meridyenlerin parmak ucundan başladığını, hangi meridyenlerin parmak ucunda sonlandığını ve hangi sayıyla sonlandığını bilmeniz gerekir.

Parmak ucundan başlayıp dirsek ve dizde sonlanan beş shu noktaları, bir kuyudan çıkıp pınara, sonra dereye, sonra nehire, sonra denize dökülen su kaynağına benzetilmiş. Bu nedenle bu noktalar distalden itibaren, kuyu, pınar, dere, nehir ve deniz noktaları olarak adlandırılmış. Kaynak kitaplarda, genellikle bunların Çince ve İngilizce ifade şekilleri beraber verilir (Tablo 4).

Tablo 4: Beş shu noktalarının isimleri

KUYU NOKTASI	JİNG-WELL
PINAR NOKTASI	YİNG-SPRİNG
DERE NOKTASU	SHU-STREAM
NEHİR NOKTASI	JİNG-RİVER
DENİZ NOKTASI	HE-SEA

Sizlere basitleştirerek anlatmayı planladığım sistemde, yukarıdaki isimlendirmenin bir önemi yok aslında. Sadece kaynak kitaplarda "Kuyu noktaları veya jing-well noktaları kanatılır" gibi bir cümle duyduğunuzda, parmak ucundaki birinci shu noktasının kastedildiğini veya deniz noktaları iğnelenir dendiğinde beşinci shu noktasının kastedildiğini anlamanız açısından bu isimlendirmeyi aktardım.

Beş shu noktalarının daha kolay ezberlenmesi adına, tabloya kuş bakışı bakıp, sizlere birkaç ipucu vereyim. Parmak ucundan itibaren proksimale doğru ilk üç nokta sırayla gider. Safra kesesi istisnadır. Safra kesesinde ilk iki nokta sıraya uyar. Akciğer ve karaciğer meridyenlerinde dördüncü nokta da sıraya uyar. Ben buna, akılda kalması açısından ciğerler sıraya uyar diyorum. Diğer meridyenlerde, dördüncü nokta sıra atlar. Dördüncü nokta el ve ayak bileği yakınında yerleşirken, beşinci nokta diz ve dirsek çevresinde yerleşir. Bu söylediklerim okuyucuya karışık gelmiş olabilir. Noktaları tek tek ayrıntılı bir şekilde anlattığımızda daha net anlaşılmış olacak.

Yin meridyenlerinde, noktaları parmak ucundan itibaren sırayla ağaç, ateş, toprak, metal, su elementleriyle isimlendireceğiz. Bu isimlendirme, anlatacağımız sistemde önem arz ediyor. Bu sırayı akılda tutmak kolay olsun diye, şöyle bir manzaranın olduğunu hayal edin. Karşınızda bir ağaç var. Ağaç, metal bir saksıya dikilmiş. Metal saksının içindeki toprakla ağaç arasından süzülen güneş ısınları gözünüzü alıyor ve metal saksıdan dışarıya su sızmış (Şekil 62).

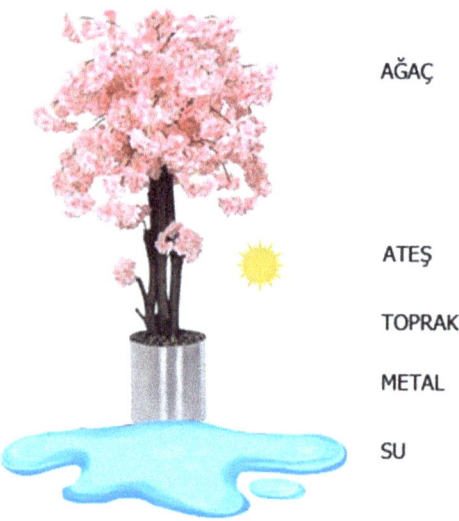

Şekil 62: Yin meridyenlerdeki beş shu noktalarının isimlendirme sırası

Beş element akupunkturunun pratikte uygulanan çok farklı şekilleri vardır. Okuyucunun beş element akupunkturunun farklı uygulama şekillerinden de haberdar olabilmesi adına öncelikle bu farklı uygulama şekillerinden bahsedelim.

Beş element akupunkturu uygulama şekillerinden birinde, ilk iki shu noktası yani kuyu ve pınar noktaları meridyen seyriyle ilişkili hastalıklarda kullanılırken, sonuncu nokta yani deniz noktası organların hastalıklarında kullanılır. Örneğin frontal baş ağrısı gibi meridyen seyri ile ilgili bir hastalıkta mide meridyeninin ilk iki shu noktaları (St 45, St 44) kullanılırken, gastrit gibi organla ilişkili hastalıklarda deniz noktası (St 36) kullanılır. Özofagusla ilgili hastalıklarda ise ara noktalar kullanılır.

Beş element, beş mevsimle ilişkili olduğundan, beş shu noktalarını semptomların ortaya çıktığı mevsime bağlı olarak kullanan bir ekol de vardır. Örneğin, solunum yolu hastalığı ilkbaharda ortaya çıkarsa, akciğerin ağaç noktası (Lu 11) kullanılır; semptomlar kışın ortaya çıkarsa, akciğerin su noktası (Lu 5) kullanılır. Çok kullanışlı bir yöntem değildir.

Beş element akupunkturunun bir diğer uygulama şeklinde ağaç noktaları rüzgârı uzaklaştırmak için sedatize edici manevra ile, organlardaki hareketliliği artırmak için tonifiye edici manevrayla kullanılır. Ateş noktaları ateşi uzaklaştırmak için sedatize edici manevrayla, ateşi artırmak için tonifiye edici manevrayla kullanılır. Toprak noktası nütrisyonu ve nemi artırmak amacıyla tonifiye edici manevrayla, nemi azaltmak için sedatize edici manevrayla kullanılır. Metal noktası kuruluğu artırmak için tonifiye edici manevrayla, kuruluğu azaltmak için sedatize edici manevrayla kullanılır. Kuruluğu artırmak demek terlemeyi teşvik etmek demektir. Yani metal noktasının tonifikasyonu terlemeyi teşvik ederken, sedasyonu terlemeyi azaltmak için kullanılır. Su noktası soğuğu artırmak için tonifiye edici manevrayla, soğuğu azaltmak için sedatize edici manevrayla kullanılır.

Kitapta sizlere öğreteceğim beş element akupunktur stili, yukarıda aktardığım beş element akupunkturu uygulama şekillerinden farklı olacak. Radha Thambirajah'ın aktardığı ve benim de yıllardır kullandığım, etkinliğini bizzat müşahede ettiğim şekliyle sizlere aktarmayı planlıyorum.

AKCİĞER MERİDYENİ BEŞ SHU NOKTALARI

Akciğer meridyeni torakstan başlar, baş parmak ucunda sonlanır. Parmak ucunda sonlandığı nokta, Lu 11 noktasıdır. Önce meridyendeki beş shu noktalarının numaralarını yazalım. Ciğerler sıraya uyar demiştik. İlk dört nokta sırayla gidecek (Lu11, Lu10, Lu9, Lu8). Beşinci nokta sıra atlar (Lu 5). Burada beşinci nokta, yani Lu 5 noktası ezber oluyor. Şimdi sırayla bu noktalara isim verelim. Lu 11'e ağaç, Lu 10'a ateş, Lu 9'a toprak, Lu 8'e metal, Lu 5'e de su ismini verdik (Şekil 63).

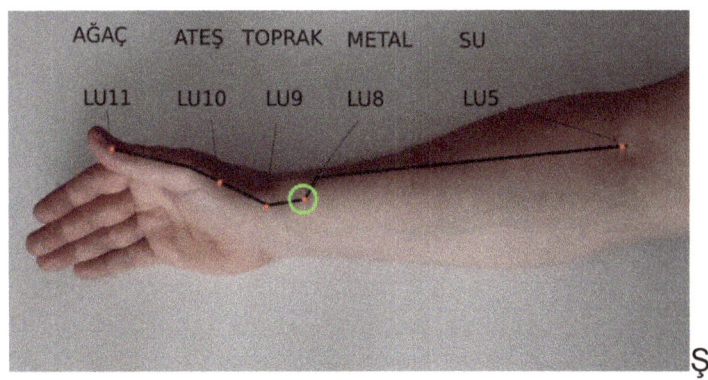

Şekil 63: Akciğer meridyeni beş shu noktaları

Bu noktaları tanımlayabilmek için meridyen üzerinde ilk bulmamız gereken nokta element noktasıdır. Akciğer, metal elementine ait olduğu için, akciğer meridyeni üzerindeki metal noktası olan Lu 8 noktası, meridyenin element noktası olmuş oluyor. Element noktasından bir önceki nokta, ana nokta veya tonifikasyon noktasıdır. Tonifikasyon noktası musluğu açan noktadır. Yin meridyenlerde büyük oranda Yin'i, Yang meridyenlerde büyük oranda Yang'ı besler. Thambirajah bu oranı 90:10 olarak söyler. Fakat Yin meridyenlerinin hepsinde Yin enerji oranlarının, Yang meridyenlerinin hepsinde Yang enerji oranlarının aynı olmadığını hatırlarsak, 90:10 gibi keskin sınırlı bir oran söylemenin çok da doğru olmayacağı kanaatindeyim. O zaman tonifikasyon noktası Yin meridyenlerde %90 Yin'i, %10 Yang'ı besler gibi keskin sınırlı bir oran belirtmektense, "Büyük oranda Yang'ı, kısmen de Yin'i besler" demek daha doğru olacaktır. Aynı şekilde Yang meridyenlerin tonifikasyon noktası da büyük oranda Yang'ı, kısmen de Yin'i besleyecektir. Bu durumda akciğer meridyenindeki element noktasının bir öncesindeki Lu 9 noktası tonifikasyon noktası olmuş oluyor. Tonifikasyon noktasından bir önceki nokta da nene noktasıdır. Nene noktası, Yin meridyenlerde Yang'ı; Yang meridyenlerde Yin'i besler. Yani kontrol edici etkileşimi devreye sokarak nene organdan enerjiyi çeker. Kontrol edici etkileşimde, Yin organdan Yang organa, Yang organdan Yin organa doğru enerji geçişini olduğunu hatırlayın. Dolayısıyla akciğer meridyenindeki Lu 10 noktası, nene noktası olmuş oluyor. Yin meridyenler üzerindeki nene noktasını sıcak su vanası gibi, Yang meridyenler üzerindeki nene noktasını da soğuk su vanası gibi düşünün (Şekil 64).

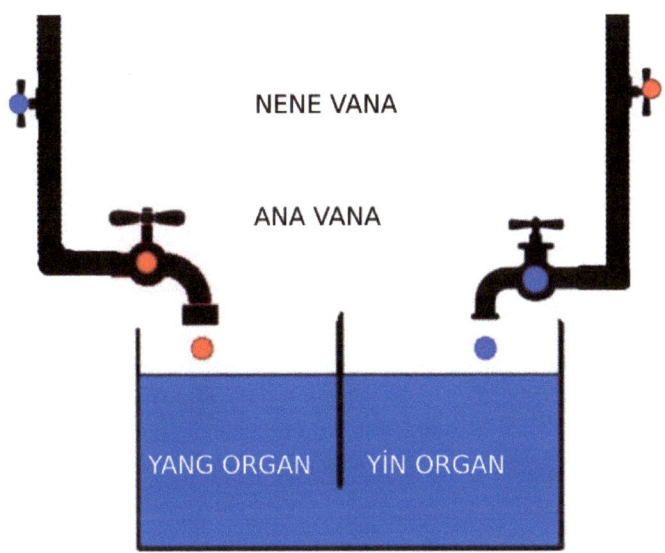

Şekil 64: Meridyenler üzerindeki nene noktasının temsili

Element noktasından bir sonraki nokta oğul noktası veya sedasyon noktası olarak adlandırılır. Sedasyon noktasından sonraki nokta da torun noktasıdır. Oğul ve torun noktası, Yin meridyenlerde büyük oranda Yin'i, Yang meridyenlerde büyük oranda Yang'ı sedatize eder. Yani oğul ve torun noktalarını, musluğu kapatan noktalar olarak düşünebilirsiniz. Bu durumda akciğer meridyeni üzerindeki Lu 5 noktası sedasyon noktası, Lu 11 noktası da torun noktası olmuş oluyor.

Geriye sadece element noktası kalmış oluyor. Element noktasının diğer adı horari noktasıdır.

Element noktalarını kullanırken, kullanacağınız iğneyi tonifiye edici veya sedatize edici manevrayla kullanmalısınız. Element noktaları, organ saatine göre tam ters istikametteki organdan enerjiyi çeker veya iter. Çekmesini istiyorsanız tonifiye edici manevrayla, itmesini istiyorsanız sedatize edici manevrayla kullanmanız gerekir. Organ saatine göre tam ters istikamette yerleşen organların biri Yang organ diğeri Yin organdır. Örneğin akciğerin organ saatine göre tam ters istikametindeki organ mesanedir (Şekil 65). Akciğer meridyeni üzerindeki element noktası olan Lu 8 noktası tonifiye edilirse, mesanedeki Yang enerji polarite değiştirip akciğere Yin enerji olarak geçecektir. Sedatize edilirse, akciğerdeki Yin enerji polarite değiştirip Yang enerji olarak mesaneye itilecektir. Dolayısıyla Yin meridyenlerde element noktası tonifiye edilirse sadece Yin'i artırır, sedatize edilirse sadece Yin'i azaltır. Yang meridyenlerdeki element noktası tonifiye edilirse sadece Yang' artırır, sedatize edilirse sadece Yang'ı azaltır. Element noktası, sadece horari saatinde kullanılır gibi bir kural yok. Farklı zamanlarda da kullanılabilir. Thambirajah, element noktalarının horari saati ile eş zamanlı kullanımının diğer zamanlarda yapılan akupunkturdan çok daha fazla etkili olduğunu söyler. Örneğin akciğerin Yin enerjisini artırma amaçlı Lu 8 noktasının tonifikasyonu, gece 3-5 arasında yapılırsa, diğer zamanlarda yapılandan kat kat fazla etkilidir.

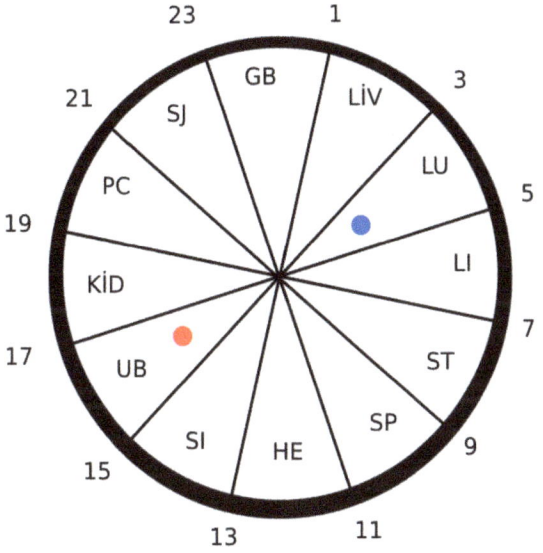

Şekil 65: Organ saati

Akupunktur ilminin henüz başlangıcında olan arkadaşlar için, organ saatine göre tam ters istikametteki organın hangisi olduğunu hatırlamak çok kolay olmayacaktır. Bu nedenle, bu kitabın okuyucusu olan sizler de bu durumda iseniz, yani bu ilmi yeni öğreniyorsanız, element noktasını kullanırken, noktanın hangi organdan enerjiyi çektiği bilgisini göz ardı edip kullanın. Yin meridyenlerde bu noktayı kullandığınızda, tonifiye ederseniz Yin enerjiyi artırdığınızı, sedatize ederseniz Yin enerjiyi azalttığınızı, Yang meridyenlerde bu noktayı kullandığınızda, tonifiye ederseniz Yang enerjiyi artırdığınızı, sedatize ederseniz Yang enerjiyi azalttığınızı bilin, yeterli olur. Bu ilimde tecrübe kazandıkça, organ saatine göre zıt istikametteki organları bilmeniz, bir taşla iki kuş vurmanızı sağlayabilir. Örneğin Yang dominant kronik bel ağrısı ve allerjik rinite bağlı kuru öksürüğü olan bir hastada, Lu 8 element noktasının tonifiye edilmesi, her iki şikâyeti birlikte rahatlatabilir. Lu 8 noktasının tonifiye edilmesi halinde, mesanedeki Yang enerji, polarite değiştirip akciğere Yin enerji olarak geçeceğinden, mesanedeki Yang'ın azalması, bel ağrısında rahatlama, akciğerde artan Yin enerji de öksürüğün azalmasına neden olacaktır.

KALIN BAĞIRSAK MERİDYENİ BEŞ SHU NOKTALARI

Yang meridyenlerdeki beş shu noktalarının distalden proksimale doğru isimlendirilmesi, Yin meridyenlerdeki sırayla değildir. Bu sıralamayı hatırlamak için yine hayali bir resim çizelim. Karşınızda metal bir armatörle sulanan ağaç hayal edin. Bu ağaç saksıda değil, direk toprağa dikilmiş olsun. Ağaçla toprak arasında yerleşen güneş ışınlarının da gözünüzü aldığını düşünün (Şekil 66). Bu durumda Yang meridyenlerdeki beş shu noktalarının sıralaması, metal, su, ağaç, ateş, torak şeklinde olacaktır.

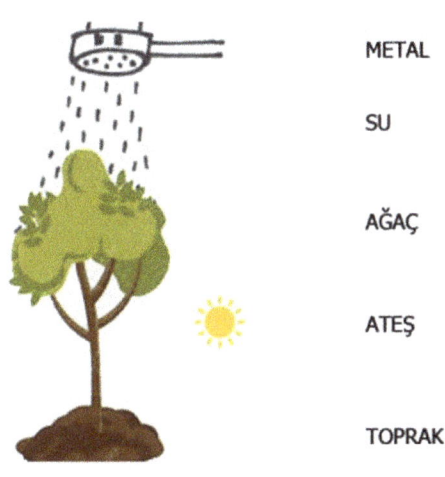

Şekil 66: Yang meridyenlerdeki beş shu noktalarının isimlendirme sırası

Bu ön bilgilendirmeden sonra şimdi de kalın bağırsak meridyeni üzerindeki beş shu noktalarını sırayla yazalım. Kalın bağırsak meridyeni elde işaret parmağının ucundan başlar, kafada sonlanır. Başladığı nokta parmak ucunda olduğu için 1 sayısıyla başlar. İlk üç nokta sıraya uyuyordu. LI 1, LI, LI 3 noktalarını sırayla yerleştirdik. Dördüncü nokta sıra atlar (LI 5), beşinci nokta da sıra atlar (LI 11). Bu durumda LI 5 ve LI 11 noktaları ezber olmuş oluyor. Şimdi de noktaları adlandıralım. Yang meridyenleri metalden başlatıyorduk. LI1 noktası metal, LI 2 noktası su, LI 3 noktası ağaç, LI 5 noktası ateş, LI 11 noktası toprak noktası olmuş oluyor (Şekil 67).

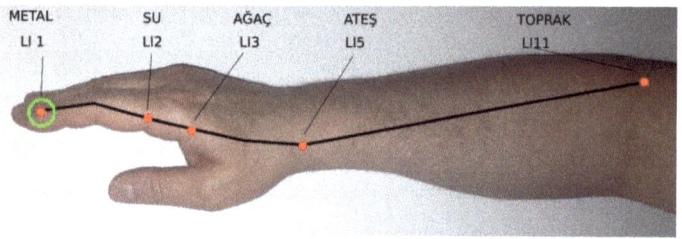

Şekil 67: Kalın bağırsak meridyeni beş shu noktaları

İlk bulmamız gereken element noktasıydı. Kalın bağırsak metal elementine ait olduğu için LI 1 noktası element noktası olmuş oluyor. Element noktasından bir önceki nokta ana nokta veya tonifikasyon noktası idi. Meridyene baktığınızda LI 1 noktasının öncesinde bir nokta yok diyebilirsiniz. Meridyeni çember şeklinde düşünürseniz, öncesindeki noktanın LI 11 noktası olduğunu anlarsınız. Bu durumda LI 11 noktası, tonifikasyon noktası olmuş oluyor. Tonifikasyon noktasının bir öncesindeki LI 5 noktası da nene noktası olmuş oluyor. Element noktasından bir sonraki nokta oğul noktası, ondan bir sonraki nokta da torun noktası idi. Oğul ve torun noktaları musluğu kapatan noktalar demiştik. Bu durumda LI 2 noktası oğul noktası, LI 3 noktası da torun noktası olmuş oluyor.

Böylece metal elementinin iki organı olan akciğer ve kalın bağırsak meridyenleri üzerindeki beş shu noktalarını bitirmiş olduk. Bu noktaların klinik kullanımlarına ait örneklere geçmeden önce, konunun anlaşılması için önemli gördüğüm bazı hususlara değinmek istiyorum.

Yang organların Yin'ini artırmanın iki yolu vardır. Cümlenin devamını okumadan önce, aşağıdaki şekle bakıp, bu iki yolu şekil üzerinden sizlerin tahmin etmesini istiyorum (Şekil 68). Ya Yang organa ait meridyen üzerindeki nene noktası kullanılır, ya da kardeş organı üzerinden dolaylı yolla artırılır. Şekilde görüldüğü üzere kardeş organlar birleşik kaplar gibidir. Derin bağlantılar vasıtasıyla birindeki enerji değişikliği, kısa sürede kardeş organa geçer. Bu bilgi göz önünde bulundurulacak olursa Yang organın kardeşi Yin organın, Yin'ini artırırsam, dolaylı yoldan Yang organın da Yin'ini artırmış olurum ki, bu ikinci yol daha sık tercih edilen yoldur.

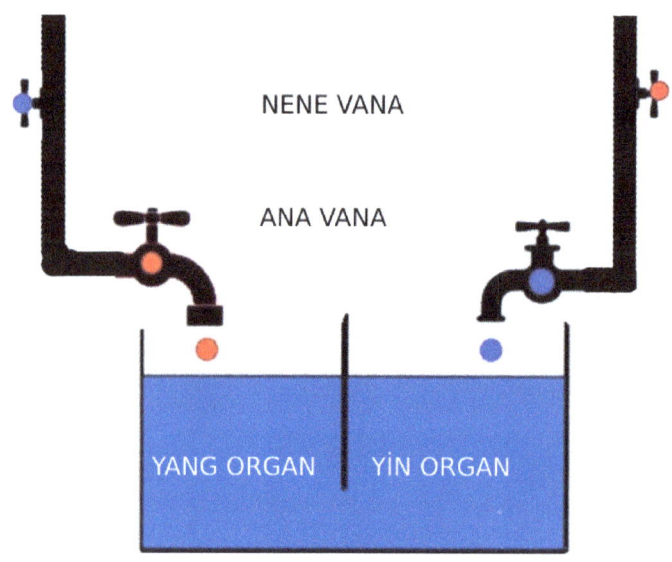

Şekil 68: Meridyenler üzerindeki ana ve nene noktasının temsili

Aynı cümleyi Yin organları için de kuralım. Yin organların Yang'ını artırmanın iki yolu vardır. Ya Yin organa ait meridyen üzerindeki nene noktası kullanılır, ya da kardeş organının Yang'ı artırılır, böylece dolaylı olarak Yin organın da Yang'ı artmış olur.

Anlatacağımız bu sistemde, Yang organların Yin'ini, Yin organların Yang'ını azaltmanın tek yolu var. Bu işlemi kardeş organı üzerinden yapmaktır. Örneğin akciğerin Yang'ını azaltmak istiyorsanız, akciğerin kardeş organı olan kalın bağırsağın Yang'ını azaltmalısınız. Yani metal havuzuna açılan sıcak su çeşmesi kalın bağırsak meridyeni olduğu için, bu işlem kalın bağırsak meridyeni üzerinden yapılır. Kalın bağırsağın Yin'ini azaltmak istiyorsanız, bu durumda metal havuzuna açılan soğuk su çeşmesini, yani akciğer meridyenini kapatmalısınız.

Şimdi vereceğimiz örnek vakalardan sonra konuyu çok daha iyi anlamış olacaksınız. Örnek vakaların bazısı hayali, bazısı gerçek vakalar. Arşivimde dil fotoğrafını bulabildiğim gerçek vakaların dil görüntülerini de göstereceğim.

METAL ELEMENTİ İLE İLGİLİ ÖRNEK VAKALAR

ÖRNEK VAKA 1 (AKUT SİNÜZİT):

2 gündür öksürük, ses kısıklığı, balgam, sümkürünce sarı yeşil burun akıntısı şikayetleri olan hastanın yapılan muayenesinde, kısmen sarıya çalan, kalın dil pası gördük, nabzını da kaygan nabız olarak hissettik. Hastadaki tedavi planımız nasıl olmalı?

Hasta semptomları ile arızalı havuzun akciğer havuzu olduğunu söylüyor. Balgam vakalarını, nem aşırılığı ve bu neme karşı vücudun Yang'ını artırması olarak tarif etmiştik. Zaten dil pasının kalınlaşması ve kısmen sararması da buna işaret ediyor. Şikâyetin 2 gündür olması ve dil-nabız bulguları vakanın aşırılık olduğuna işaret ediyor. Demek ki havuzun hem sıcak su çeşmesi hem de soğuk su çeşmesi aşırı akıyor. Bu durumda soğuk su ve sıcak su çeşmelerini beraber kapamak gerekiyor. Yani akciğerin hem Yin'ini hem de Yang'ını sedatize etmemiz gerekiyor.

Soğuk su çeşmesini kapamak için akciğer meridyeni üzerinden oğul veya torun noktalarını (Lu 5 ve Lu 11) kullanabilirim. Akciğerin Yang'ını azaltmak için kalın bağırsak meridyenini kullanırım. Yani metal havuzuna giden sıcak su çeşmesini kapatırım. Bu amaçla kalın bağırsak meridyeni üzerindeki oğul ve torun noktalarını (LI 2, LI 3) kullanırım. Böylece kalın bağırsağın Yang'ını, dolaylı olarak da akciğerin Yang'ını azaltmış olurum. Bu tür balgam vakalarında, sıvıların transport ve transformasyonundan sorumlu olan dalak, mide organları üzerinden de nokta kullanılması uygun olur. Her ne kadar şu an için bu konumuzun dışında olsa da nemi ve ısıyı uzaklaştırmak için Sp 9 ve St 44 noktalarının eklenmesi uygun olur.

ÖRNEK VAKA 2 (SIK TEKRARLAYAN ÜSYE):

Çok sık terleme ve buna bağlı sık tekrarlayan üst solunum yolu enfeksiyonu, çabuk yorulma ve sık sık ses kısıklığı ve öksürük tarif eden hasta, özellikle şikayetlerinin öğleden sonra 3 ile 5 saatleri arasında yoğunlaştığını söylüyor. Yapılan muayenesinde dil pası normal, dil korpusu şiş olarak izlendi. Nabzı sağ taraf distal pozisyonda pamuk ipliği gibi ince ve zayıftı. Hastadaki tedavi planımız nasıl olmalı?

Hastadaki semptom ve bulgular arızalı havuzun akciğer olduğunu gösteriyor. Nabız ve dil bulguları akciğer Qi yetersizliğine işaret ediyor. Akciğer Qi yetersizliğinde, akciğer Yang yetersizliğinde olduğu gibi gece ve gündüz spontan terlemeler gözlenir. Bu hastalarda Wei Qi zayıf olduğundan, ter porları açık kalır ve spontan terlemeler ve sık tekrarlayan enfeksiyon öyküsü ortaya çıkar. Her organın, enerjisinin maksimum olduğu saatler vardır. Akciğer enerjisi gece 3-5 saatleri arasında maksimumken, öğleden sonra 3-5 saatleri arasında minimumdur (Şekil 69). Akciğer Qi yetersizliği olan hastaların o yüzden öğleden sonra 3-5 saatleri arasında şikayetleri artar.

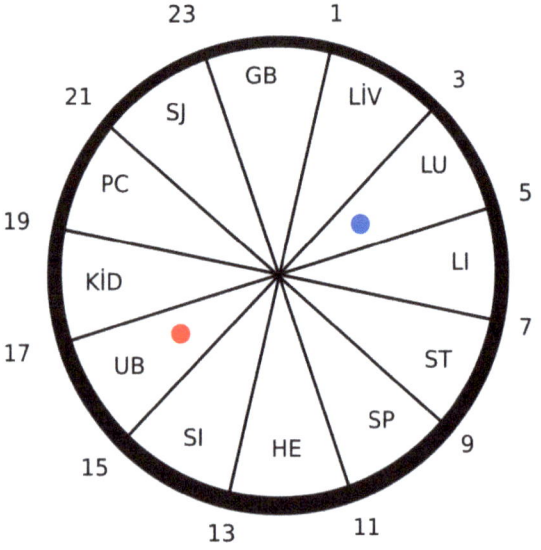

Şekil 69: Organ saati

Bu hastada akciğer Yin ve Yang'ı dengeli bir şekilde artırılmalı. Yani 1 veya 2 tane soğuk su çeşmesi, 1 veya 2 tane de sıcak su çeşmesi açılmalı. Akciğer Yin'ini artırmak için tonifikasyon noktası (Lu 9) kullanılabilir. İkinci soğuk su çeşmesi açmak istiyorsanız element noktası (Lu 8) tonifiye edici manevrayla kullanılır. Akciğer Yang'ını iki şekilde artırabiliriz. Ya akciğer meridyeni üzerindeki nene noktasını (Lu 10) kullanarak, ya da daha yaygın kullanımıyla kalın bağırsak meridyeni üzerinden dolaylı olarak artırılabilir. Bu amaçla kalın bağırsağın tonifikasyon noktası (LI 11) kullanılabilir. Bazı kaynak kitaplarda LI 11 noktası immünmodülatör nokta olarak adlandırılır. Bu tür isimlendirmeleri sevmesem de hakikatin anlaşılmasına belki vesile olur diye aktarıyorum. Demek ki LI 11 noktası kalın bağırsağın, dolaylı olarak da akciğerin Yang'ını artırdığından, bu niteleme ile, noktanın bu özelliği vurgulanmaya çalışılmıştır.

Kitabın ilk bölümlerinde, beş shu noktalarına getirilen eleştirilere, yeri geldikçe değinilecek demiştik. LI 11 noktasının pratikte ateş düşürmek için kullanılıyor olması, bu noktalara getirilen en önemli eleştirilerden biridir. LI 11 noktası, tonifikasyon noktası olmasına rağmen, nasıl oluyor da ateşi düşürücü etki gösteriyor, deniyor. Bunu şu şekilde açıklarız. Kâinatta Yin ve Yang sürekli dönüşüm halindedir. Gece kemale erdikten sonra gündüz açığa çıkar. Kış mevsimi kemale erdikten sonra yaz mevsimi ortaya çıkar. Daha önce, Yang meridyenler arasında, Yang enerjinin en fazla olduğu meridyenin kalın bağırsak meridyeni olduğunu söylemiştik. Ateşli hastalıkta, Yang'ın en fazla olduğu meridyende, Yang enerji kemale doğru yol alır. LI 11 noktasının kullanımıyla Yang'ın kemal noktaya ulaşması kolaylaştırılmış, böylece Yang'ın Yin'e dönme süreci hızlandırılmış olur. Bu nedenle LI 11 noktasının kullanıldığı hastalarda, ateş önce artış gösterir, sonra düşüş. Noktanın bu amaçla çocuklarda ve yaşlılarda kullanılması çok önerilmez. Aynı şekilde ateşin uzadığı, terleme nedeniyle sıvı kaybına bağlı kuruluk semptomlarının ortaya çıktığı vakalarda da kullanımı önerilmez.

ÖRNEK VAKA 3 (ASTIM VE KRONİK KABIZLIK)

Yıllardır öksürük, nefes darlığı, ses kısıklığı şikayetleri olan hastanın bu şikayetleri kuru havalarda artıyormuş. Özellikle sahil kenarı yerleşim bölgelerine tatile gittiğinde semptomları rahatlıyormuş. Burunda kuruluk, ara sıra burun kanaması ve kabızlık gibi ilave semptomlar da tarifliyor. Özellikle geceleri çok terlediğini söylüyor. Muayenesinde sağ anterior nabzı zayıf ve yüzeyel olarak hissettik. Dil pası yer yer kayıp, kalan kısımları sararmış, dil korpusu kuru görünümde. Hastadaki tedavi planımız nasıl olmalı?

Hastadaki semptom ve bulgular arızalı havuzun akciğer olduğunu gösteriyor. Nabız ve dil bulguları akciğer Yin yetersizliğine işaret ediyor. Havuz sıcak, fakat boş sıcak. Akciğer havuzunun sıcak olduğu vakalarda, kalın bağırsak havuzu da sıcak olacağından kabızlık da sık gözlenir. Daha önce söylediğimiz gibi sadece akciğer değil, herhangi bir organdaki Yin yetersizliği varlığında gece terlemesi gözlenir. Bu hastada yapmamız gereken sadece soğuk su çeşmesini açmak olacaktır. Bu amaçla akciğerin element noktası (Lu 8) noktasını tonifiye edici manevrayla ve tonifikasyon noktasını (Lu 9) kullanmamız yeterli olur. Bunlar enerjiyi dengeleyen, kök tedavisi yapan noktalar. Lokal nokta kullanabiliriz. Örneğin kabızlık için St 25 ve Sp 15 noktalarını lokal nokta olarak kullanabiliriz. Akciğer için Lu1 ve UB 13 noktalarını, burun kuruluğu için LI 20 ve Yintang noktalarını lokal nokta olarak ilave edebiliriz. Bu lokal noktaları hiç kullanmasak dahi hastanın şikayetleri genellikle rahatlayacaktır. Tabi akupunktur seans aralıklarından hiç bahsetmedik. Okuduğum kaynak kitaplarda gördüğüm kadarıyla Çin'de kronik yetersizlik vakaları için de akut aşırılık vakaları için de her gün akupunktur seansları uygulanıyor. Ben kronik yetersizlik vakalarını, toplamda 10 olacak şekilde haftada 2 seans yapıyorum. Rekürren ataklarla seyreden kronik yetersizlik vakalarının, atakları çok ağır seyrediyor ise her gün yapıyorum. Akut aşırılık vakalarını da yine her gün tedaviye alıyorum. Sedatize ettiğim hastaların, semtomları rahatlar rahatlamaz sedasyon işlemini sonlandırıyorum. Çünkü uzun süreli sedasyon, organ fonksiyonlarının yavaşlamasına neden oluyor. Örneğin kalın bağırsak yangını uzun süre sedatize ederseniz, hasta sık enfeksiyon tekrarlarıyla size gelebiliyor.

ÖRNEK VAKA 4 (ÜLSERATİF KOLİT VE ASTIM):

2 gündür karın ağrısı, kanlı ve mukuslu dışkılama şikâyeti olan hastanın ülseratif kolit tanısı mevcut. Bu şikâyeti ara sıra ataklar halinde olup, ataklar arasında keçi kakası gibi dışkılamasının olduğunu söylüyor. Yapılan muayenesinde dil pasında yer yer kayıp ve kalan kısmında sararma, dil korpusu ince ve kuru görünümde, anteriorda çatlaklar izlendi. Nabız muayenesinde sağ anterior pozisyonda yüzeyel, ince, tel gibi gergin nabız alındı. Hastadaki tedavi planımız nasıl olmalı?

Hedef havuzumuz kalın bağırsak. Sıcak havuz bulguları mevcut. Kronik vaka fakat rekürren atak evresinde. Ataklarla seyreden kronik vakaların atak sırasındaki Yin Yang diyagramını, biri artmış, biri azalmış olarak bekliyoruz. Dil bulgusu Yin yetersizliğine işaret ediyor. Nabız bulgusu da Yin'in yang'ı kontrol edemediğini, bu nedenle Yin yetersizliği zemininde gelişen Yang hiperaktivitesi olduğuna işaret ediyor. Bu hastadaki Yin Yang diyagramının, tıpkı kronik rekürren gastritte çizdiğimiz Yin Yang diyagramı gibi olmasını bekliyoruz (Şekil 70).

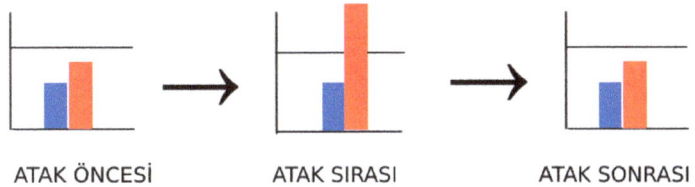

ATAK ÖNCESİ   ATAK SIRASI   ATAK SONRASI

Şekil 70: Ülseratif kolit atak öncesi, atak sırası ve sonrasındaki Yin Yang diyagramı

Atak sırasında gördüğümüz bu hastada soğuk su çeşmesi açılmalı. Hastanın şikâyeti rahatladıysa ilave bir şey yapmaya gerek yok. Rahatlamadıysa sıcak su çeşmesi kapatılmalı. Soğuk su çeşmesini açmak için akciğerin element noktası (Lu 8) noktasını tonifiye edici manevrayla ve tonifikasyon noktasını (Lu 9) kullanmamız yeterli olur. Sıcak su çeşmesini kapatmak için kalın bağırsak meridyeninin oğul noktası (LI 2), veya torun noktası (LI 3) kullanılabilir. Hastanın atak sonrasındaki tedavi şekli ise, iki tane soğuk su çeşmesi, bir tane de sıcak su çeşmesi açmak olacaktır. Yani Lu 9 ve Lu 8 noktasına kalın bağırsağın tonifikasyon noktası (LI 11) eklenebilir.

İnspirasyon ve ekspirasyon esnasında, solunum seslerinin dışarıdan duyulacak şekilde hırıltılı olduğu, huzursuz ve siyanotik görünümlü, kuvvetli öksürüklerin eşlik ettiği bir klinik görünümle size gelen ve dil ve nabız muayenesinin, tıpkı bu ülseratif kolit hastasındaki gibi olduğu bir astım hastasında da tedavi şeklimiz bundan farklı olmayacaktır. İki tip astım türü vardır. Birisi bu şekilde havuzun sıcak olduğu astım. Bunlarda ataklar şiddetli geçer. Atak esnasında bronkokonstrüksiyon şiddetlidir, solunum sırasında, dışarıdan bile duyulabilen düdük gibi ses çıkabilir. Hasta aşırı huzursuz görünümdedir, öksürükler kurudur. Yin yetersizliğine bağlı gece terlemeleri olur. Diğeri ise, havuzu soğuk olduğu nem tipi astım vardır. Bunlarda bu şekilde şiddetli seyreden ataklar olmaz. Hastanın sadece daha iyi ve daha kötü olduğu dönemler olur. Nemli havalarda öksürüğü artar, solunum sesleri dışarıdan duyulmaz, steteskopla wheezing, ral ve krepitasyon alınır. Havuzun kuru olduğu astım türünde hastanın ataklar arasında solunum sesleri tamamen doğaldır, fakat nem tipi astımda, ataklar arasında da steteskopla wheezing, ral ve krepitasyon alınabilir. Gerçi bunlarda atak dönemi diye bir dönem tanımlamak çok doğru değildir, hastanın sadece daha iyi ve daha kötü olduğu dönemler vardır. Nem tipi astımda, havuzu ısıtan bir veya iki tane sıcak su çeşmesi, sıvıların transportu için de dalak mide meridyeni üzerinden noktalar tercih edilir.

Okuyucunun dikkatini bir noktaya çekmek istiyorum. GÇT, Batı Tıbbı'nın astım diye isimlendirdiği bir hastalıkta farklı noktalar kullanabiliyorken, farklı adla isimlendirdiği iki hastalıkta ise aynı noktayı kullanabiliyor.

ÖRNEK VAKA 5 (OMUZ AĞRISI):

2 yıldır sol taraf omuz ön tarafında ağrıdan yakınan hastanın bu ağrısı, omzunu hareket ettirdiğinde oluyormuş. Geceleri çok ağrısı olmayan hasta, sıcak veya soğuk uygulamakla ağrısının artığı veya azaldığı konusunda net bir şey söyleyemiyor. Yapılan muayenesinde aktif ve pasif eklem hareket açıklığının azaldığı gözleniyor. Dil pasında kısmi kayıp, kalan kısmının da renginin beyaz olduğu, dil korpusunun soluk renkte ve kuru olarak göründüğü, yer yer çatlakların olduğu izlendi. Nabzının sağ anterior ve orta pozisyonda zayıf ve yüzeyel olduğu görüldü. Hastadaki tedavi planımız nasıl olmalı?

Hasta ağrısını, meridyen seyri olarak değil de alan tarif ederek gösteriyor. Omzun anterior alanını gösterdiğinden, ekstremitelerin anteriorundaki meridyenleri tedavide kullanacağız (Şekil 71). Ağrısının hareketle ortaya çıkması, dil pasındaki kayıp, dil korpusundaki çatlak ve kuru görünüm, nabzın yüzeyel olması gibi semptom ve bulgular havuzun sıcak olduğunu gösteriyor.

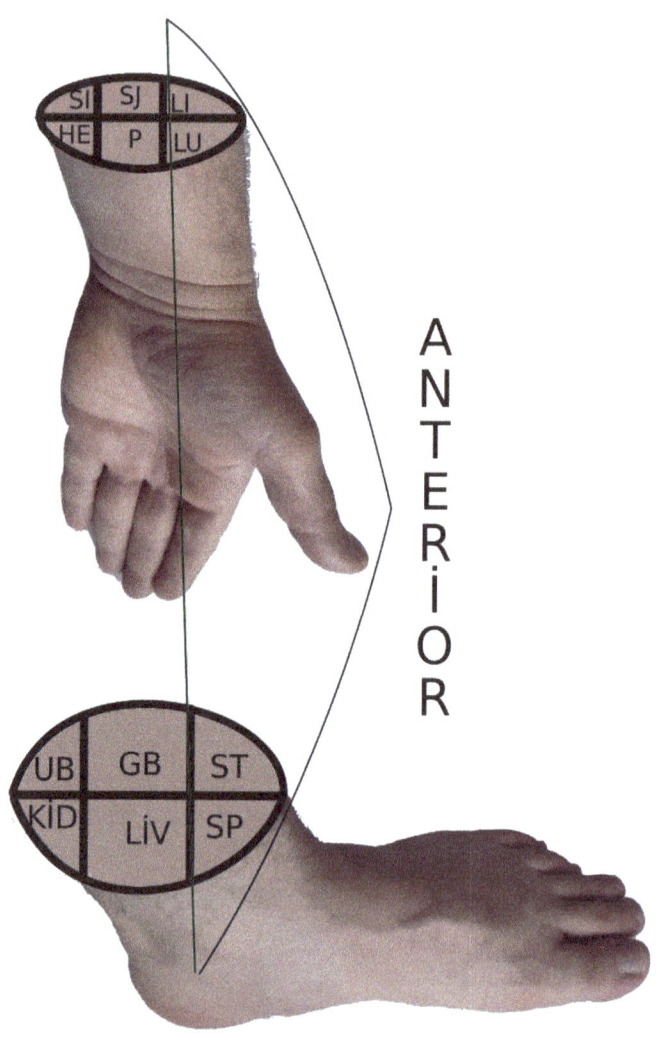

Şekil 71: Ekstremitelerin anteriorundaki meridyenler

Şikâyet süresi, semptom ve bulgular, yetersizlik vakası olduğunu, yani boş sıcak olduğunu gösteriyor. Hastanın kalan dil pasının beyaz olması, dil korpusunun soluk olması, Yang'ın da normalden düşük olduğunun ip uçlarını veriyor (Şekil 72).

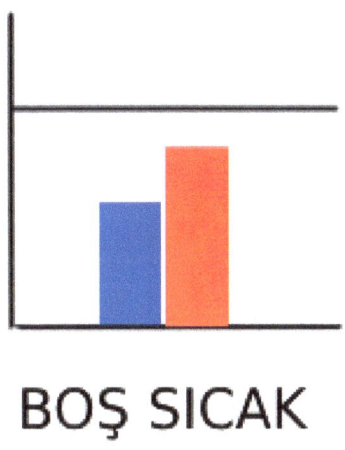

BOŞ SICAK

Şekil 72: Yang'ın da düştüğü boş sıcak

Hastanın tedavisinde 1 tane sıcak su musluğu, 2 tane de soğuk su musluğunun açılması yeterli olacaktır. Sıcak su musluğu olarak kalın bağırsak meridyeninin tonifikasyon noktası (LI 11), soğuk su musluğu olarak akciğer meridyeninin element noktası (Lu 8) tonifiye edici menevrayla ve tonifikasyon noktası (Lu 9) kullanılabilir. Aynı işlem, alt ekstremitedeki mide ve dalak meridyenleri için de yapılırsa iyi olur. Henüz toprak elementine ait meridyenleri anlatmamış olsak da yeri gelmişken kısaca değinelim. Mide meridyeni üzerinden element noktası (St 36) sıcak su çeşmesini açmak için uygundur, fakat pratikte beş element noktaları arasında yer almayan St 38 noktasının, omuz ağrılarında St 36 noktasından daha çok tavsiye edildiğini de söylemiş olalım. Tonifikasyon noktası (Sp 2) ve element noktası (Sp 3) da iki tane olmasını önerdiğimiz soğuk su çeşmesi için uygun noktalardır.

ÖRNEK VAKA 6 (LATERAL EPİKONDİLİT):

15-20 gündür sol taraf dirseğinde, kapı kolu açıp kapatırken veya yük taşırken ağrı tarifleyen hasta, buz uyguladığında ağrısının hafiflediğini belirtiyor. Muayenesinde lateral epikondille, kübital kıvrım lateral ucu arası palpasyonla ağrılı ve hassas olarak tesbit ediliyor. Dil ve nabız muayenesinde anormal bir durum saptanmıyor. Hastadaki tedavi planımız nasıl olmalı?

Hastanın arızalı havuzunun kalın bağırsak olduğu anlaşılıyor. Meridyen seyri ile ilgili akut hastalıklarda, dil ve nabız muayenesinde spesifik bir bulgu olmayabilir. Hastanın ağrısının hareketle ortaya çıkması, buz uygulama ile rahatlaması, havuzun sıcak olduğunu, öykünün 1 aydan kısa olması da aşırılık olduğunu gösterir.

Bu hastada yapılması gereken tek şey sıcak su çeşmesini kapamak olacaktır. Bu amaçla kalın bağırsak meridyeni üzerindeki oğul (LI 2) ve torun (LI 3) noktalarını kullanmak uygun olacaktır. "Lokal nokta olarak LI 11 noktasını kullanabilir miyiz?" gibi bir soru akla gelebilir. LI 11 noktası tonifikasyon noktası olduğundan iğnelenip bırakılırsa Yang'ı daha da artırır. Kullanılacaksa sedatize edici manevra ile kullanılmalıdır.

Tendonlar ağaç elementi ile ilgili doku olduğu için, safra kesesi meridyeni üzerindeki torun noktası (Gb 34) da tedaviye eklenirse iyi olur. "Neden oğul noktası değil de torun noktası önerildi" diye sorulacak olursa, Gb 34 noktasının, safra kesesi meridyeninin torun noktası olmasının yanı sıra aynı zamanda sekiz etkili noktadan biri olmasıdır, deriz. Bu nokta tendonların etkili noktasıdır.

Akciğer ve kalın bağırsak meridyenleri üzerindeki beş shu noktalarının klinikte kullanımıyla ilgili örnekler daha da artırılabilir fakat konunun anlaşılması için bu kadarının yeterli olacağı kanaatindeyim. Şimdi de toprak elementinin beş shu noktalarını inceleyelim.

MİDE MERİDYENİ BEŞ SHU NOKTALARI

Mide meridyeni kafadan başlar, ikinci ayak parmağı lateral köşesinde sonlanır. Ayakta sonlandığı nokta St 45 noktasıdır. İlk üç nokta sırayla gider: St 45, St 44, St 43. Dördüncü ve beşinci nokta atlayarak gider, dördüncü nokta ayak bileğinde St 41, beşinci nokta diz çevresinde St 36 noktasıdır. Şimdi isimlendirmeyi yapalım. Yang meridyenler metal ile başlıyordu. St 45 metal, St 44 su, St 43 ağaç, St 41 ateş, St 36 toprak noktası olarak adlandırılır. İlk bulacağımız nokta element noktasıydı. Bu durumda St 36 noktası element noktası. Element noktasının bir öncesi tonifikasyon noktası (St 41), onun da bir öncesi nene noktası (St 43). Element noktasından sonraki nokta oğul noktası (St 45), ondan sonraki "St 44" noktası da torun noktasıdır (Şekil 73).

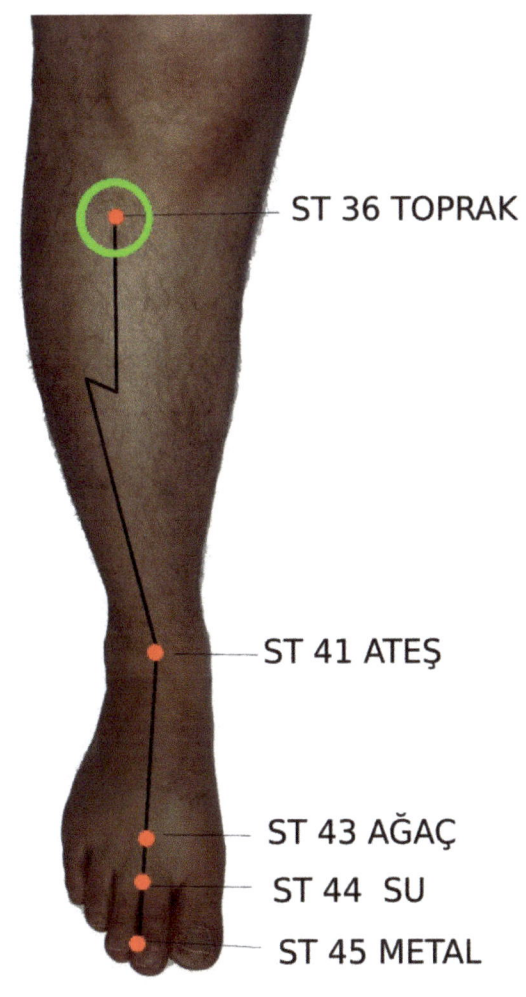

Şekil 73: Mide meridyeni beş shu noktaları

St 36 noktası, meridyenin element noktasıdır. Bu nokta pratik uygulamalarda çok sık kullanılır. Midenin tonifiye edileceği vakalarda tek nokta kullanılacaksa, genellikle tonifikasyon noktasından ziyade St 36 noktası tercih edilir. Thambirajah, bu noktanın sedatize edici manevrayla kullanılması önermez fakat Giovanni kullanılabileceğini söyler. Genel enerji artıran noktalar içinde en önemlisidir. Abdominal bölge için kullanılan ampirik distal noktadır.

DALAK MERİDYENİ BEŞ SHU NOKTALARI

Dalak meridyeni ayak baş parmak medial köşeden başlar, toraksta sonlanır. Başladığı nokta parmak ucu olduğundan, 1 sayısı ile başlar. İlk üç nokta sırayla gider: Sp 1, Sp 2, Sp 3. Dördüncü ve beşinci nokta atlayarak gider, dördüncü nokta ayak bileği çevresinde "Sp 5", beşinci nokta diz çevresinde "Sp 9" noktasıdır. İlk bulmamız gereken nokta element noktasıydı. Dalak, toprak elementine ait olduğundan Sp 3 noktası element noktası olmuş oluyor. Bir öncesi "Sp 2 noktası" tonifikasyon noktası, onun da bir öncesi "Sp 1 noktası" nene noktasıdır. Element noktasından bir sonraki Sp 5 noktası oğul noktası, onun da bir sonrası Sp 9 noktası torun noktasıdır (Şekil 74)

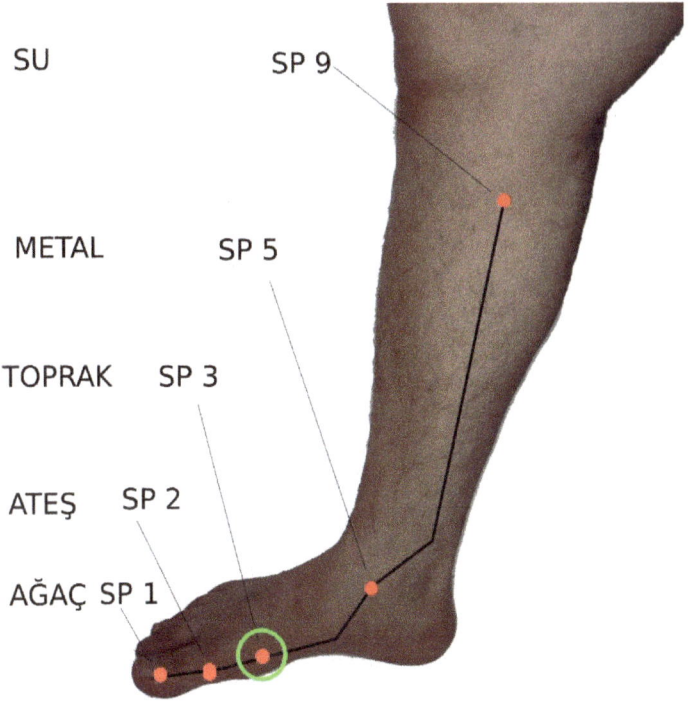

Şekil 74: Dalak meridyeni beş shu noktaları

Oğul noktası ve torun noktaları, musluğu kapatan noktalardır. Sedasyon noktası "Sp 5", metal noktası olduğundan Yin enerjiyi metal elementine, torun noktası "Sp 9", su noktası olduğundan Yin enerjiyi su elementine göndererek musluğu kısmış olur. Sp 9 noktası, Yin enerjiyi böbreğe gönderdiği için

"Lasix noktası" olarak adlandırılır. Bu isimlendirme, ödem olan her vakada Sp 9 noktasının kullanılması gibi, klinikte bazen yanlış uygulamalara neden olabiliyor. Mide, dalak yetersizliğine sekonder gelişen ödem vakalarında, tonifikasyon işlemi mi yapmak gerekir, sedasyon işlemi mi? Bu mevzuyu dil muayenesinde söylemiştim fakat yeri geldiği için tekrar edelim. Yetersizlik vakalarında tonifikasyon, aşırılık vakalarında sedasyon yapılır. Dalak mide yetersizliğine sekonder gelişen nem veya balgam hali aşırılık durumudur, ama yetersizlik zemininde geliştiği için nabza bakılır. Nabız zayıfsa tonifikasyon, kuvvetliyse sedasyon yapılır. İşte dalak-mide yetersizliğine sekonder gelişen ödem vakalarında nabız kuvvetli ise Sp 9 noktası kullanılabilir, zayıfsa Sp 9 noktasını kullanmak doğru değildir. Bu tür vakalarda mide ve dalak üzerinden tonifiye edici noktalar seçilip, dalağın sıvıları transfer fonksiyonunu aktive edip, ödemin toparlanması zamana bırakılır. Bu şekildeki tedavide ödemin toparlaması, saf aşırılığa bağlı ödem olan ve tedavide Sp 9 noktasının kullanıldığı vakalara göre daha geç olacaktır. Fakat yetersizlik ve aşırılığın birlikte olduğu, nabzın da zayıf olduğu vakalarda Sp 9 noktasının kullanımı, kliniği düzeltmeyecektir.

Dalak meridyeni Yin meridyen olduğu için üzerindeki Sp 1 nene noktası, organın Yang'ını artırır. Noktaya moksa uygulanırsa, bu etkisi daha fazla olur.

TOPRAK ELEMENTİ İLE İLGİLİ ÖRNEK VAKALAR

ÖRNEK VAKA 1 (KRONİK GASTRİT):

Yıllardır özellikle ağır yemeklerden sonra epigastrik yanması olan hastanın muayenesinde dil korpusu şiş görünümde ve diş izleri mevcut, anteriorda papillalarda hiperemi, dil pası kısmen kalın ve sararmış olarak izlendi (Şekil 75). Nabız, sağ orta pozisyonda zayıf, yüzeyel ve biraz kalın olarak hissedildi. Hastadaki tedavi planımız nasıl olmalı?

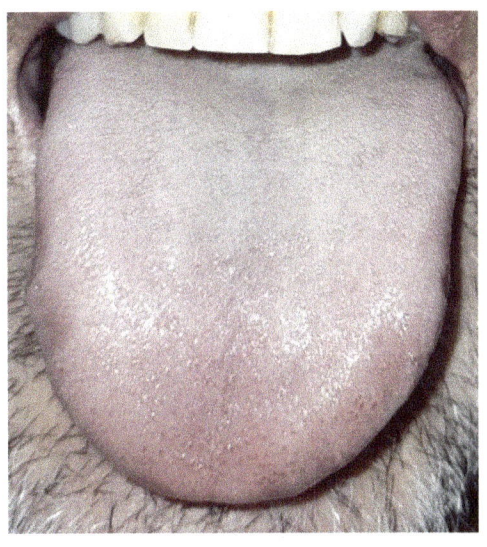

Şekil 75: Dil görüntüsü

Toprak elementiyle ilgili ilk vaka örneğimiz, zor bir vaka. Epigastrik ağrı, arızalı havuzun mide olduğunu gösteriyor. Nabzın zayıf ve yüzeyel olması havuzda boş sıcak olduğunun bulgusudur. Fakat nabzın kalın olması, dil pasında kayıp olmaması, bilakis kalınlaşma ve sararma olması, dil gövdesinin şiş görünümde olması, yetersizliğe sekonder gelişen balgama işaret ediyor. Az önce de söylediğimiz gibi aşırılık ve yetersizliğin birlikte olduğu vakalarda, nabız zayıf ise tonifikasyon işlemi yapılmalıdır. Havuzun sıcak olduğu bu vakada, iki tane soğuk su çeşmesi, bir tane de sıcak su çeşmesi açılırsa uygun olur. Bu amaçla Sp 2, Sp 3 ve St 36 noktalarının kombinasyonu, midedeki yanma, epigastrik ağrı semptomlarını genellikle kısa sürede rahatlatmasına rağmen balgamın düzelmesi uzun zaman alacaktır. Dil korpusu anteriordaki hiperemik papilla, metal havuzunun sıcak olduğunu göstermekle birlikte hastada öksürük veya kabızlık gibi metal havuzuna ait bir semptom olmasa da akciğer meridyeninin element noktası (Lu 8) veya tonifikasyon noktasının (Lu 9) tedaviye eklenmesinde fayda vardır. Bu tür hastalarda kalın bağırsak ve akciğerlerle ilgili bir şikayet olmasa da ciltte ve burunda kuruluk, saç diplerinde kepeklenme gibi hastanın önemsemeyeceği semtomlar olabilir.

ÖRNEK VAKA 2 (LENFÖDEM):

Yaklaşık 10 yıl önce meme ca nedeniyle mastektomi ameliyatı olan hastanın 3 ay önce sağ kolunda lenfödem ortaya çıkmış. Dil muayensinde, diş izlerinin olduğu dil korpusu şiş görünümde, ortada "Kalp yarığı" olarak adlandırılan, santralden anteriora doğru uzanan geniş bir yarık haricinde göze çarpan başka belirgin bir değişiklik saptanmadı (Şekil 76). Nabız muayenesinde sağ taraf orta nabız zayıf, yüzeyel ve kalın olarak hissedildi. Hastadaki tedavi planımız nasıl olmalı?

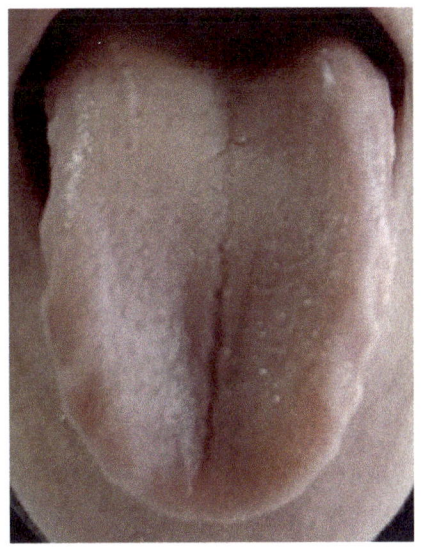

Şekil 76: Dil görüntüsü

Bu hastayı toprak elementi örnek vakalar arasına almamın iki nedeni var. Birincisi meme dokusunun mide meridyeni seyri üzerinde yerleşmesi, ikincisi de üst ektremitede ödem varlığı. Vücutta ödem varlığı, toprak elementini hedef havuz haline getirir. Hastanın dil korpusunda "Kalp yarığının" olması mide ve kalp Yin yetersizliği bulgusudur. Dil korpusunda diş izlerinin olması ve ödemli görünüm, dalak yin yetersizliğine sekonder nem birikimi olduğunu gösterir. Nabzın yüzeyel ve zayıf olması boş sıcağa işaret ederken, nabzın kalın olması nem varlığına delildir. Bu hastada da tıpkı bir önceki hastadaki gibi iki tane soğuk su çeşmesi (Sp 2, Sp 3), bir tane de sıcak su çeşmesi (St 36) uygundur. Kalp Yin yetersizliği için de kalp meridyeni üzerinden bir veya iki tane soğuk su çeşmesinin açılması iyi olur.

ÖRNEK VAKA 3 (TEKRARLAYAN AYAK BİLEK BURKULMASI):

Sağ ayak bileğinde sürekli tekrarlayan içe doğru burkulma tarif eden ve buna bağlı uzun süre iş kaybı yaşadığını söyleyen hastanın dil korpusunun şiş ve nemli görünümü ve diş izlerinin olması haricinde belirgin bir bulguya rastlanmadı. Nabzı derin ve zayıf olarak hissedildi. Nabzın kalınlığı normal olarak algılandı. Hastadaki tedavi planımız nasıl olmalı?

Belirli bir meridyen tarif etmeyen hastanın sağ taraf ayak bileği medial taraf kaslarının tonusu, sola kıyasla azalmış hissedildi. Bu hastada arızalı havuzu tesbit etmek çok kolay değil. Kas dokusunun toprak elementi ile ilişkili olması ve destekleyici dil ve nabız bulguları nedeniyle arızalı havuzun toprak havuzu olduğuna karar verdik. Bu ilk adımımız yanlış ise hastaya maalesef faydamız olmayacak. Nabzın derinde olması ve dil bulgusu havuzun soğuk olduğunu, nabzın zayıf olması ve şikâyetin uzun süreli olması yetersizlik vakası olduğunu düşündürdü. Bu hastada 2 tane sıcak su çeşmesi açtık. St 36 noktasını iğneledik, Sp 1 noktasına moksa uyguladık. 10 seanslık uygulama sonrası hastada tekrar burkulma hiç olmadı (5-6 yıldır haberleştiğimiz takipli hasta).

ÖRNEK VAKA 4 (AKUT TONSİLLİT):

İki gündür şiddetli boğaz ağrısı, çene altında ağrılı şişlik, ateş ve yoğun terleme şikâyeti olan hastanın yapılan muayenesinde, tonsillerde hiperemi ve eksüda, submandibüler hassas lenfadenopati izlendi. Batı Tıbbı bakış açısıyla hastaya kriptik tonsillit tanısı koyduk. Hastanın dil pası kalınlaşmış ve sararmış görünümde, dil korpusu anteriorda hafif hiperemik görünümdeydi (Şekil 77). Nabzı sağ taraf anterior ve orta pozisyonda kaygan nabız olarak hissedildi. Hastadaki tedavi planımız nasıl olmalı?

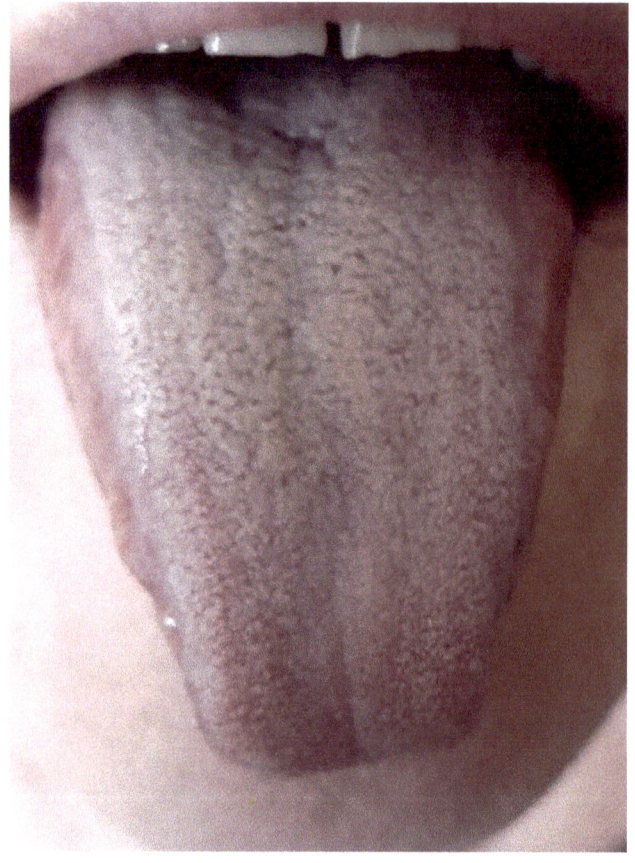

Şekil 77: Dil görüntüsü

Vakayı değerlendirmeden önce dış patojenler hakkında kısa bir açıklama yapmanın doğru olacağı kanaatindeyim. GÇT'na göre, "Rüzgâr, soğuk, sıcak, nem, kuruluk ve yaz sıcağı" adı altında altı tane dış patojen vardır. Bu altı patojen arasında rüzgâr, diğer patojenlerin vücuda girmesinde aracı görevi görür. Soğuk ve nem, Yin patojen ismiyle; sıcak ve kuruluk da Yang patojen ismiyle tek şemsiye altında toplanabilir. Yaz sıcağında ise nemli elbiselerle güneş altında kalanlarda, nem patojeni ve sıcak patojeninin birlikte hastalık yaptığını düşünün.

Daha önce de söylediğimiz gibi, vücudun ön yüzünde, Yang enerjinin en yoğun oranda olduğu Yang ming meridyenleri olduğu için, soğuk patojen vücuda arka taraftan girer ve erken dönemde vücudun posterior bölgesinde ense ve sırt ağrısı gibi semptomlara neden olur. Sıcak patojen ise vücuda anteriordan girdiği için erken dönemde vücudun anterior bölgesinde, tonsillit, lenfadenit, sinüzit gibi tablolarla karşımıza gelir. Fakat yanlış anlaşılmasın, her iki patojen vücuttan uzaklaştırılamazsa hastalığın takip eden sürecinde vücudun anterior, posterior veya lateralindeki meridyenlerle ilgili semptomlar açığa çıkabilir. Bir de patojen erken evrede, cilt ve kaslar arasında yerleşir ki bu evre eksternal evre olarak adlandırılır. Vücudu dış patojenlere karşı koruyan Wei Qi, cilt ve kaslar arasında yerleştiğinden, Wei Qi de akciğerin kontrolünde olduğundan, patojen, Yin patojen de olsa Yang patojen de olsa hastalığın erken döneminde, akciğere ait öksürük, ses kısıklığı, burun akıntısı gibi semptomlar gözlenebilir. Yang patojen eksternal evrede dil bulgusu olmayabilir. Sadece anterior dil korpusunda hiperemi olabilir. Fakat genellikle Yang patojen çok hızlı ilerleme gösterir. Yang patojene karşı vücut nemini artırarak cevap verirse kısa süre sonra dil pasında kalınlaşma ve sararma ortaya çıkar. Yin patojen eksternal evrede ise beyaz kalın dil pası oluşur. Hastalık ilerler ve ısısını artırarak cevap verirse beyaz ve kalın dil pası, sararmaya başlar.

Yine konuya giriş yapmadan önce, kaynak kitaplarda "Damp-heat" diye geçen, "Nemli sıcak" olarak tercüme edebileceğimiz kavram ile balgam arasındaki farkı açıklamanın faydalı olacağını düşünüyorum. Balgamda nem patojenine karşı vücut ısısını artırarak cevap veriyorken, "Nemli sıcakta", sıcak patojenine karşı vücut nemini artırarak yanıt verir (Şekil 78). Sonuçta her iki durumda da ısı ve nem aşırılığı birliktedir. Her ikisinde de dil pası kalın ve sarıdır. Her ikisinde de nabız kaygandır.

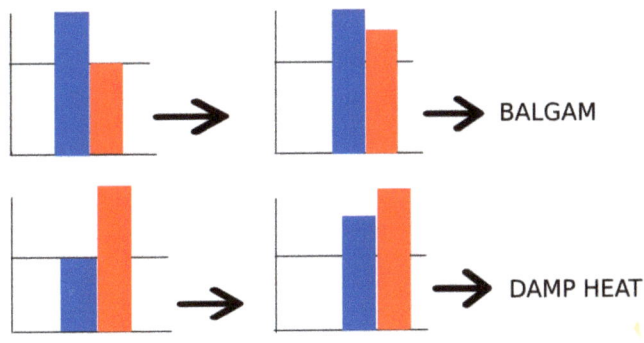

Şekil 78: Balgam ve nemli ısı arasındaki fark

Gerek balgam gerekse de "Damp heat" (Nemli ısı) tedavisinde sıcak ve soğuk su muslukları beraber kapatılır. İkinci bir görüş ise balgamda birincil faktör nem olduğu için, ısı sadece buna karşı reaksiyoner olarak ortaya çıktığı için, sadece nem uzaklaştırılır. Nemli ısıda bunun tam tersi. Burada ise birincil faktör ısı, nem buna karşı reaksiyoner olarak ortaya çıktığından sadece ısı uzaklaştırılır, diyen bu ikinci görüşe göre, birincil faktör uzaklaştırılırsa, reaksiyoner olarak ortaya çıkan cevap otomatik olarak kaybolur.

Bu tür akut enfeksiyöz tabloların dil muayenesinde, dış patojenin natürü hakkında bilgi sahibi olmak için, dikkati daha çok dil pası üzerine yoğunlaştırmak gerekir. Dil pasının sararması havuzun sıcak olduğuna, kalınlaşması, nemin de aşırı olduğuna delildir. Nabız da bunu destekler mahiyettedir. Bu tür vakaları, vücudun anteriorundaki Yang ming kanallara, Yang patojen invazyonuna bağlı gelişen "Damp heat" vakaları olarak yorumluyorum. Dolayısıyla ekstremitelerin anteriorundaki havuzlara açılan sıcak su ve soğuk su çeşmelerinden en az birer tane kapamayı öneriyorum. Bu amaçla kalın bağırsağın sedasyon veya torun noktaları (LI2, LI 3), Midenin sedasyon ve oğul noktaları (St 45, St 44) sıcak su çeşmesini kapatabileceğimiz noktalardır. Akciğerin oğul ve torun noktaları (Lu 5, Lu 11), dalağın oğul ve torun noktaları da (Sp 5, Sp 9) soğuk su çeşmesini kapatabileceğimiz noktalardır.

Toprak elementi ile ilgili örnek vakaların, konunun anlaşılması için yeterli olduğunu farz edip ateş elementi organlarına geçeceğiz. Ateş elementinde dört organ vardır. Kalp, ince bağırsak, perikard ve sanjiao. Önce bunlara ait beş shu noktalarını görelim, ardından örnek vakalara geçeriz.

KALP MERİDYENİ BEŞ SHU NOKTALARI

Kalp meridyeni aksilladan başlar, serçe parmağın radial köşesinde sonlanır. Sonlandığı nokta, He 9 noktasıdır. İlk üç nokta sırayla gider: He 9, He 8, He 7. Dördüncü ve beşinci nokta atlayarak gider, dördüncü nokta el bileği çevresinde "He 4", beşinci nokta dirsek çevresinde "He 3" noktasıdır. İlk bulmamız gereken nokta element noktasıydı. Kalp, ateş elementine ait olduğundan He 8 noktası element noktası olmuş oluyor. Bir öncesi "He 9 noktası" tonifikasyon noktası, onun da bir öncesi "He 3 noktası" nene noktasıdır. Element noktasından bir sonraki He 7 noktası oğul noktası, onun da bir sonrası He 4 noktası torun noktasıdır (Şekil 79).

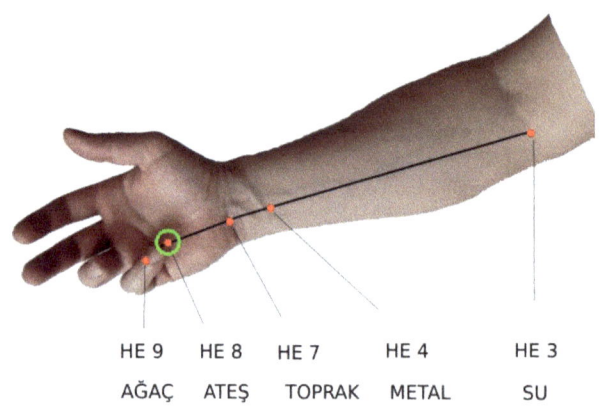

HE 9	HE 8	HE 7	HE 4	HE 3
AĞAÇ	ATEŞ	TOPRAK	METAL	SU

Şekil 79: Kalp meridyeni üzerindeki beş shu noktaları

Bir kısım Batılı yazarlar tarafınca beş shu noktalarına getirilen eleştirilerden bir tanesi de He 9 ve biraz sonra anlatacağımız P 9 noktalarına yöneliktir. Her ikisine de aynı cevabı vereceğimizden birlikte ele alalım istedim. Eleştiri şu: He 9 ve P 9 noktaları tonifikasyon noktaları olmasına rağmen klinikte ateşin düşürülmesi, hipertansif atak ve kardiyovasküler kollaps gibi hastalıklarda sedasyon amaçlı kullanılır diyorlar. Yine bir kısım Batılı yazar, ilk iki shu noktası, tonifikasyon noktası da olsa sedasyon amaçlı kullanılır diyor. Gördüğüm kadarıyla bu yazarları böyle düşünmeye sevk eden neden, ateşi ve tansiyonu düşürmenin sedasyondan başka bir yolunun olmadığını düşünüyor olmalarıdır. Bir şeyin zıddını tonifiye etmek de bir sedasyon şeklidir. Yani sıcağın zıddı soğuktur. Siz soğuğu tonifiye etmekle sıcağı sedatize etmiş olursunuz. Bu nedenle gerek He 9 noktası gerekse de P 9 noktaları Yin meridyen üzerindeki musluğu açan noktalar olmaları nedeniyle havuzu soğuturlar. Havuzu soğutmanın tek yolu, sıcak su musluğunu kısmak değildir. Kardiyovasküler kollapsta organ fonksiyonunu tonifiye etmek gerekir. Buradaki eleştiri, olayın akut görünümlü olması nedeniyle, yapılan işlemin sedasyon işlemi gibi algılanıyor olmasından kaynaklanıyor zannederim. Fonksiyonu bozulan bir kalbi canlandırmanın yolu, tabii ki organın Yin'ini ve Yang'ını birlikte tonifiye etmekten geçer.

He 8 noktası meridyenin element noktasıdır dedik. Bu nokta, migren hastalarının akut atak döneminde kullanışlı bir noktadır. Ateş elementi, ağaç elementinin oğludur. Migren hastalarında ateş havuzu da genellikle sıcak olur. Organ saatine göre kalbin zıt istikametinde safra kesesi yerleşir (Şekil 80). Dolayısıyla He 8 noktasını tonifiye ettiğimizde, safra kesesinin Yang'ı polarite değiştirip Yin enerji olarak kalbe akar. Dolayısıyla kalbin Yin'i artırılmış, safra kesesinin de Yang'ı azaltılmış olur.

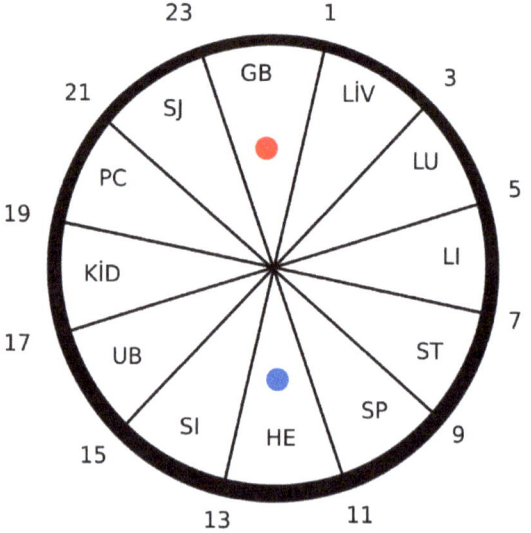

Şekil 80: Organ saati

He 7 ve He 4 noktaları musluğu kısan noktalar. Yin meridyenlerde distalden itibaren üçüncü nokta yuan noktasıdır. Bu nedenle He 7 noktası, hem yuan noktasıdır hem de sedasyon noktasıdır. Bu nedenle Yuan noktası olması nedeniyle Yin enerjiyi tonifiye etme ihtimali de vardır sedasyon noktası olması nedeniyle Yin enerjiyi sedatize etme ihtimali de vardır. Bu nedenle iğne manipülasyonuyla istediğimiz etkiyi belli etmemiz gerekir. Yani Yin enerjiyi tonifiye etmek istiyorsak iğneyi tonifiye edici manevrayla, sedatize etmek istiyorsak sedatize edici manevrayla kullanmamız gerekir. Bu noktanın

Çince ismi Shenmen noktasıdır. Yani Shen'in kapısı anlamına gelir. Giovanni bir çalışmaya binaen, bu noktanın çocuklarda mental retardasyonda kullanılabileceği gibi ilginç bir aktarımda bulunur.

He 3 noktası nene noktasıdır. Yin meridyen üzerindeki nene noktası Yang'ı artırır. Bu nokta gülme noktası olarak da adlandırılır. Bu bilgi okuyucuyu şaşırtmış olabilir. Çünkü ülkemizde depresyon tedavisinde genellikle kalbin Yin'inin artırıldığına şahit olmaktayım. Kalbin Yang'ı da Yin'i de yetersiz olduğunda depresyon ortaya çıkabilir. Bu nedenle kalbin Yang'ı yetersizse Yang'ını, Yin'i yetersizse Yin'ini artırmak gerekir.

İNCE BAĞIRSAK MERİDYENİ BEŞ SHU NOKTALARI

İnce bağırsak meridyeni, serçe parmak ulnar tırnak köşesinden başlar, kafada sonlanır. Parmak ucundan başladığı için, beş shu noktası 1 sayısıyla başlar. İlk üç nokta sırayla gidiyordu: SI 1, SI 2, SI 3. Dördüncü ve beşinci nokta atlayarak gider. Dördüncü nokta el bileği çevresinde "SI 5", beşinci nokta dirsek çevresinde "SI 8" noktasıdır. Yang meridyenlerde ilk noktayı metal ile başlatıyorduk. İlk bulmamız gereken nokta element noktasıydı.

İnce bağırsak, ateş elementine ait olduğundan SI 5 noktası element noktası olmuş oluyor. Bir öncesi "SI 3 noktası" tonifikasyon noktası, onun da bir öncesi "SI 2 noktası" nene noktasıdır. Element noktasından bir sonraki "SI 8 noktası" oğul noktası, onun da bir sonrası "SI 1 noktası" torun noktasıdır (Şekil 81).

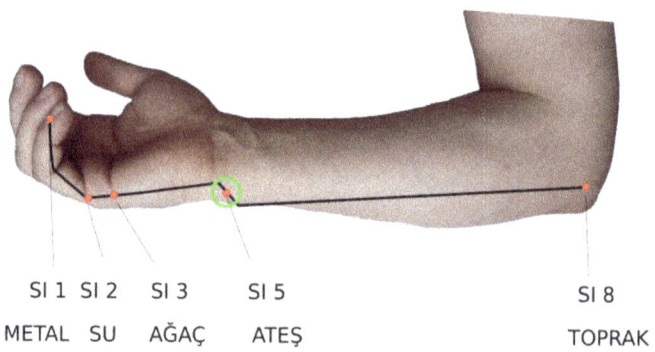

| SI 1 | SI 2 | SI 3 | SI 5 | SI 8 |
| METAL | SU | AĞAÇ | ATEŞ | TOPRAK |

Şekil 81: İnce bağırsak meridyeni üzerindeki beş shu noktaları

SI 3 noktası, sıcak su musluğunu açan noktadır. Bu nokta aynı zamanda sıra dışı veya olağanüstü meridyenler diye adlandırılan meridyenlerden, Du meridyeninin konfluent noktasıdır. SI 3 noktasını, ince bağırsak meridyeninin Yang'ını artırmak için değil de Du meridyenini açmak için kullanıyorsak, bedenin bu niyetimizi anlayabilmesi için ilave bir nokta daha kullanmak gerekir. Bu ilave nokta kullanımı, uygulayıcıdan uygulayıcıya değişmekle birlikte, kitabımızda beş element akupunkturunu anlatmayı planladığımız için, bu konuda ayrıntılı bilgi verilmeyecektir.

SI 1 noktası torun noktasıdır yani sıcak su musluğunu kapatan noktadır. Giovanni, bu noktanın doğum sonrası anne sütünü artırmak için de kullanıldığını nakleder. Anne sütünü artırmanın en güzel yolu, meme dokusunun mide meridyeni seyrinde yerleşmesinden dolayı ve besinlerle elde edilen postnatal Öz'ün kaynağının mide olması nedeniyle, bu işi toprak elementi üzerinden seçtiğimiz noktalarla yapmaktır. SI 1 noktasının süt salınımını nasıl artırdığı hakkında sadece yorum yapabilirim. Doğumla birlikte annede oluşan duygusal yük, kalp havuzun ısıtmış olabilir. Tüm duyguların nihayetinde kalbi de etkilediğini daha önce söylemiştik. Kalp havuzunun ısınması demek, kanın ısınması demektir. Kan da süt gibi bir vücut sıvısıdır ve vücut sıvıları birbirine dönüşebilir. GÇT'na göre anne sütü kandan oluşur. Isınan kalp havuzu, içinde sirküle olan kanı da ısıtır ve kurutur. Bu nedenle süt oluşumu azalır.

PERİKARD MERİDYENİ BEŞ SHU NOKTALARI

Perikard meridyeni torakstan başlar, orta parmak ucunda sonlanır. Sonlandığı nokta P 9 noktasıdır. İlk üç nokta sırayla gider: P 9, P 8, P 7. Dördüncü ve beşinci nokta atlayarak gider, dördüncü nokta el bileği çevresinde "P 5", beşinci nokta dirsek çevresinde "P 3" noktasıdır. İlk bulmamız gereken nokta element noktasıydı. Perikard, ateş elementine ait olduğundan P 8 noktası element noktası olmuş oluyor. Bir öncesi "P 9 noktası" tonifikasyon noktası, onun da bir öncesi "P 3 noktası" nene noktasıdır. Element noktasından bir sonraki P 7 noktası oğul noktası, onun da bir sonrası P 5 noktası torun noktasıdır (Şekil 82).

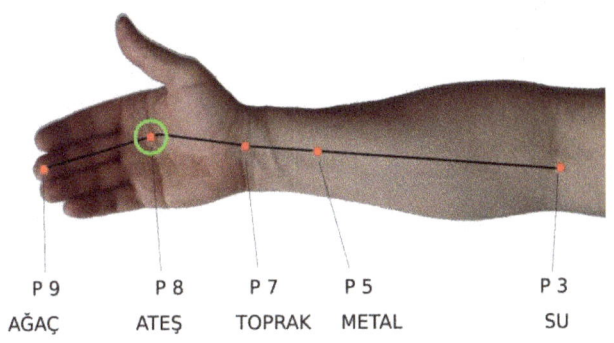

Şekil 82: Perikard meridyeninin beş shu noktaları

P 9 noktası, He 9 noktası gibi meridyenin tonifikasyon noktasıdır. Bu nokta gebelerde hipertansiyon tedavisinde güvenle kullanılabilen bir noktadır. He 9 noktası için söylediğimiz şeyler P 9 noktası için de geçerlidir. Kanı soğutmak istediğiniz vakalarda P 9 ve He 9 kullanışlı noktalar arasında zikredilir. Dakikada 72 kez kasılan bir organdan açığa çıkan ısıyı hayal edin. Bu ısı, kalbin içinden geçen kan vesilesiyle soğutulur. Bu nedenle kanı soğutmak istediğinizde, kalbi soğutan noktalar kullanılır. Bu nokta genellikle kanatılarak kullanılır.

P 8 noktası meridyenin element noktasıdır. Tonifiye edilirse sadece Yin'i artırmış, sedatize edilirse sadece Yin'i azaltmış olursunuz. "Sadece Yin'i artırmak veya azaltmak" dediğimizde ne kastettiğimi okuyucu belki anlamamış olabilir. Yin meridyenlerdeki tonifikasyon noktası için, büyük oranda Yin'i, kısmen da Yang'ı artırır demiştik. Element noktaları için, böyle bir şeyden bahsetmemiz mümkün değil. Sadece Yin'i artırır dediğimde, saf Yin artışını kastediyorum. Yani Yang'da artışa neden olmaz demek istiyorum. Sadece Yin'i azaltır, dediğimde, saf Yin azalmasını kastediyorum. Yani Yang'da azalmaya neden olmaz demek istiyorum. Nokta tonifiye edildiğinde organ saatine göre tam zıt istikametteki mideden Yang enerjiyi çeker, Yang enerji polarite değiştirip Yin enerjiye dönerek perikarda geçer (Şekil 83). Zıt istikamette yerleşen her iki organ havuzunun sıcak olması veya her iki organ havuzunun soğuk olması durumlarında bu element noktaları çok kullanışlıdır. Örneğin kalp havuzunun sıcak olmasına bağlı uyku bozukluğu, anksiyete, taşikardi ve hipertansiyonu olan bir hastanın aynı zamanda mide havuzunun sıcak olmasına bağlı epigastrik ağrı veya frontal baş ağrısı olduğunu farz edelim. Bu hastada P 8 noktası tonifiye edilirse midedeki Yang enerjiyi çekeceğinden mide havuzu soğutulmuş olur. Aynı zamanda Yang enerji polarite değiştirip perikarda Yin enerji olarak geçtiği için, perikard da (dolayısıyla kalp de) soğutulmuş olur.

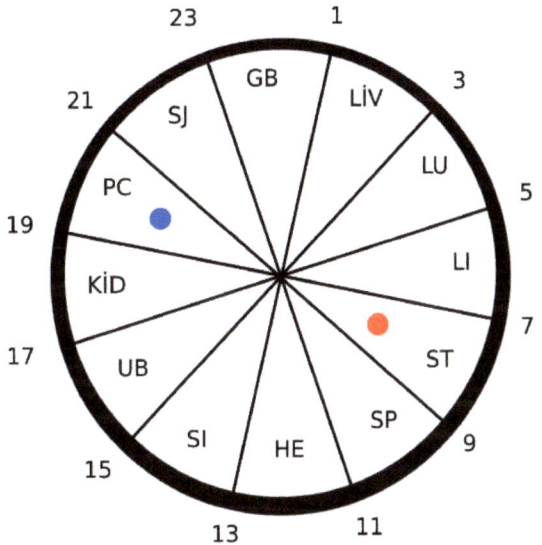

Şekil 83: Organ saatine göre mide ve perikard

P 7 ve P 5 noktaları, musluğu kapatan noktalardır. P 7 noktası, tıpkı He 7 noktası gibi hem yuan noktası hem sedasyon noktasıdır. P 5 noktası da koldaki üç Yin meridyenin kesiştiği noktadır. Bu nedenle her iki noktanın da Yin enerjiyi tonifiye etme ihtimali de vardır, sedatize etme ihtimali de vardır. İğne manipülasyonuyla istediğimiz etkiyi belli etmemiz gerekir. Yani Yin enerjiyi tonifiye etmek istiyorsak iğneyi tonifiye edici manevrayla, sedatize etmek istiyorsak sedatize edici manevrayla kullanmamız gerekir. Giovanni, P 5 noktası için, malaryada ampirik nokta olarak

[199]

kullanılır, şeklinde anlaşılması güç bir bilgi aktarıyor. Malarya ile sıtmayı mı kastediyor yoksa tüm ateşli hastalıkları mı kastediyor, anlaşılması güç. Üç Yin meridyenin kesiştiği nokta olması nedeniyle, tonifiye edilmesi güçlü bir şekilde Yin'i besleyeceğinden, tüm ateşli hastalıkları kastetmesi daha makul geliyor. P 3 noktası nene noktası olduğundan, Yin meridyen üzerindeki Yang'ı artıran noktadır.

SANJİAO MERİDYENİ BEŞ SHU NOKTALARI

Sanjiao meridyeni, yüzük parmak ulnar tırnak köşesinden başlar, kafada sonlanır. Parmak ucundan başladığı için, beş shu noktası 1 sayısıyla başlar. İlk üç nokta sırayla gidiyordu: SJ 1, SJ 2, SJ 3. Dördüncü ve beşinci nokta atlayarak gider. Dördüncü nokta el bileği çevresinde "SJ 6", beşinci nokta dirsek çevresinde "SJ 10" noktasıdır. Yang meridyenlerde ilk noktayı metal ile başlatıyorduk. İlk bulmamız gereken nokta element noktasıydı. Sanjiao, ateş elementine ait olduğundan Sj 6 noktası element noktası olmuş oluyor. Bir öncesi "Sj 3 noktası" tonifikasyon noktası, onun da bir öncesi "Sj 2 noktası" nene noktasıdır. Element noktasından bir sonraki "Sj 10 noktası" oğul noktası, onun da bir sonrası "Sj 1noktası" torun noktasıdır (Şekil 84).

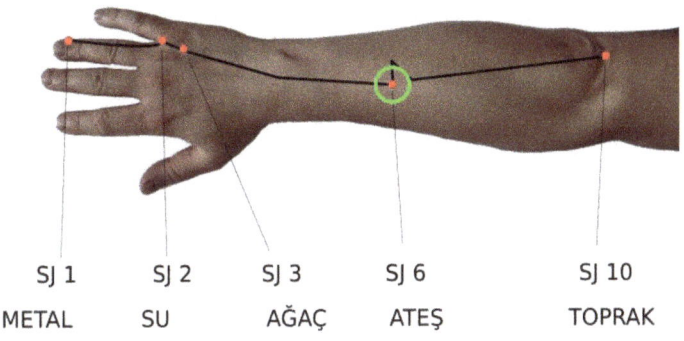

Şekil 84: Sanjiao meridyeni beş shu noktaları

Sanjiao meridyeni beş shu noktaları içinde element noktası "Sj 6" hakkında birkaç kelam edelim. Bu nokta konstipasyon tedavisinde semptomatik bir noktadır. Sanjiao meridyeninin beş shu noktaları arasında sıvıların transportunda en etkili noktadır. Sanjiaonun, organ saatine göre zıt istikamette yerleşen organın dalak olması, bu etkisinin nedenini açıklamaktadır (Şekil 85).

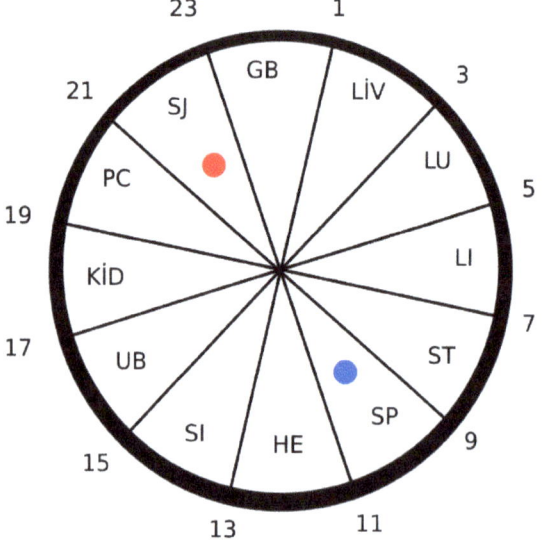

Şekil 85: Organ saatine göre sanjiao ve dalak

ATEŞ ELEMENTİ İLE İLGİLİ ÖRNEK VAKALAR

ÖRNEK VAKA 1 (ANGİNA PEKTORİS):

8-9 aydır özellikle eforla ortaya çıkan göğüs ağrısı, çarpıntı ve sol kol serçe parmağa uzanan uyuşukluk şikâyeti olan hastanın yapılan muayenesinde dil korpusu ince ve kuru, dil ortasında anteriora uzanan geniş yarık ve dil pasında kayıp mevcuttu. Dil apeksi hiperemik olarak izlendi. Nabız sol distal pozisyonda yüzeyel ve tel gibi ince ve gergin olarak izlendi. Hastadaki tedavi planımız nasıl olmalı?

Semptom ve muayene bulguları arızalı havuzun kalp havuzu olduğuna işaret ediyor. Dil korpusunun çatlaması, kuru olması, hiperemik olması havuzun sıcak olduğunu gösterir. Nabzın tel gibi ince ve gergin olması, mevcut Yin'in Yang'ı kontrol edemediğine ve Yang hiperaktivitesi olduğuna işaret ediyor (Şekil 86).

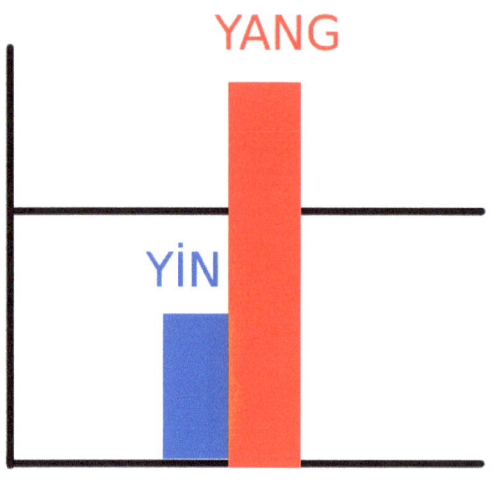

Şekil 86: Yin yetersizliğine bağlı Yang hiperaktivitesi

Acil müdahale edilmesini gerekli görmediğim kronik vakalarda öncelikle ben soğuk su çeşmesinin açılmasından taraftarım. Eğer soğuk su çeşmesi açıldığında hasta rahatlıyorsa, Yang'ı sedatize etmem. Rahatlamazsa soğuk su çeşmesi sayısını artırırım. Buna rağmen rahatlamazsa kısa süreli Yang'ı baskılarım. Soğuk su çeşmesini açmak için kalbin ve perikardın tonifikasyon noktaları (He 9, P 9), element noktaları (He 8, P 8) kullanılabilir. Sıcak su çeşmesini kısmak için ince bağırsak ve sanjiao meridyenleri üzerinden oğul noktaları (SI 8, Sj 10) ve torun noktaları (SI 1, Sj 1) kullanılabilir.

ÖRNEK VAKA 2 (İNCE BAĞIRSAKTA İLEUS):

Şimdi kendi babamı örnek vaka olarak sizlere sunacağım. Ani başlayan bulantı, kusma, karın ağrısı şikayetleri olan hasta, ara sıra hıçkırığa benzer bir ses çıkarıyordu. Görüntüleme tetkikleri neticesinde, ince bağırsakta muhtemel sertleşmiş feçes benzeri yapının bağırsağı tıkadığı ve ileus tablosuna neden olduğu söylendi. Dil muayenesinde dil korpusunda yarıkların olduğu ve kuru göründüğü, dil pasının orta hatta kaybolduğu, kalan kısımlarda ise sarardığı tespit edildi (Şekil 87). Hastanın sol taraf anteriorda nabzı zayıf ve yüzeyel olarak hissedildi. Hastadaki tedavi planımız nasıl olmalı?

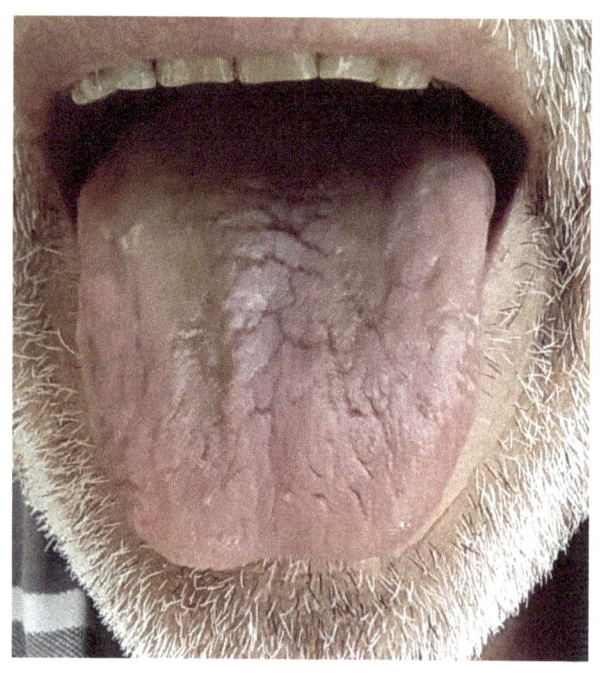

Şekil 87: Dil görüntüsü

Kaynak kitaplarda, buradaki gibi arızalı havuzun tahmin edildiği durumlarda, nabız bulguları belirtilirken, özellikle o organın nabızda temsil edildiği lokalizasyonda hissedilen bulgu kaydedilir. Yani hastamızda sol taraf anteriorda nabız zayıf ve yüzeyel olarak hissedildi dediğimde, diğer bölgelerde nabız farklı şekilde de hissediliyor olabilir, aynı şekilde de. Kaynak kitaplarda buna benzer bir nabız tanımlamaya rast geldiğinizde, müellifin kafasında muhtemel arızalı havuzun oluştuğunu ve özellikle hedeflediği o havuzun Yin

Yang durumu hakkında okuyucuya bilgi aktarmaya çalıştığını anlayacaksınız.

Örnek vakada hedef havuzu Batı Tıbbı'nın yardımıyla bulduk. Dil bulguları Yin yetersizliği lehine. Nabız da bunu doğrular nitelikte. Nabzın yüzeyel ve zayıf olması Yin ve Yang yetersizliğine, fakat Yin'in Yang'dan çok daha fazla düşük olduğuna işaret eder (Şekil 88). Yang normal veya normalin üstünde olmuş olsaydı tel gibi gergin nabız ortaya çıkardı.

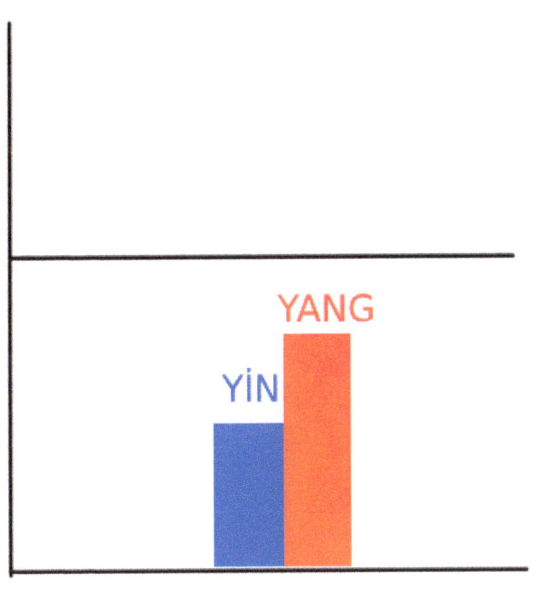

Şekil 88: Boş sıcak

Hastada 2 tane soğuk su çeşmesi, bir tane de sıcak su çeşmesi açıldı. Soğuk su çeşmesi olarak, He 9 ve SI 2, sıcak su çeşmesi olarak SI 3 kullanıldı. Lokal nokta olarak Ren 4, Ren 12 ve St 25 kullanıldı. 3 gün nazogastrik sonda ve akupunktur ile takip edilen hastanın ileus tablosu düzeldi, cerrahi müdahaleye gerek kalmadı.

Havuzun sıcak olduğu bir vakada, soğuk su çeşmesinin yanı sıra sıcak su çeşmesini açmanın mantığı anlaşılmamış olabilir. Biz iki soğuk su çeşmesi ve bir sıcak su çeşmesi açarak nihayetinde havuzu soğutmuş oluyoruz. İnce bağırsak, besinlerin emiliminden sorumlu olduğu gibi bağırsak içeriğinin kalın bağırsağa transferinden de sorumludur. Soğuk su çeşmesi ile tıkayıcı fekal içerik yumuşatıldıktan sonra, bağırsak içeriğinin peristaltik hareketlerle kalın bağırsağa iletilmesi gerekir. İnce bağırsağın bu fonksiyonu için Yang'a ihtiyaç vardır. Dolayısıyla sıcak su çeşmesinin açılması ile bu ihtiyaç giderilmiş olacaktır.

Yetersizlik ve aşırılığın, semptomların başlangıcına göre belirlenmesi, çoğu hastada isabetli kararlar almanıza vesile olacaktır fakat bu vaka örneğinde görüldüğü gibi, tek belirleyici kriter olarak kabul edilmesi, yanlış tanıya ve nihayetinde de yanlış tedaviye neden olabilir. Bu nedenle şikâyetin başlangıcına göre belirlediğiniz aşırılık ve yetersizlik kararını, dil ve nabız muayenesi ile doğrulamanızda fayda var.

ÖRNEK VAKA 3 (DİLDE AĞRILI AFT):

1 haftadır dilde şiddetli ağrı tarif eden hastanın yapılan muayenesinde dilin 1/3 anteriorunda ve lateralinde ülsere alan, çevre dokuda hiperemi, dil pasında sararma izlendi. Nabız muayenesinde sol anterior lokalizasyonda nabız güçlü ve yüzeyel olarak hissedildi. Hastadaki tedavi planımız nasıl olmalı?

Beş element teorisine göre, belirli duyu organları belirli organlara işaret ediyordu. Dil, ateş elementi ile ilişkili olduğu için arızalı havuzun ateş elementi olduğunu düşündük. Dil ve nabız bulguları da bunu doğruladı. Yine dil ve nabız bulguları havuzun sıcak olduğuna ve aşırılık vakası olduğuna işaret ediyor (Şekil 89). Semptomların başlangıcı da aşırılık vakası olduğunu teyit ediyor.

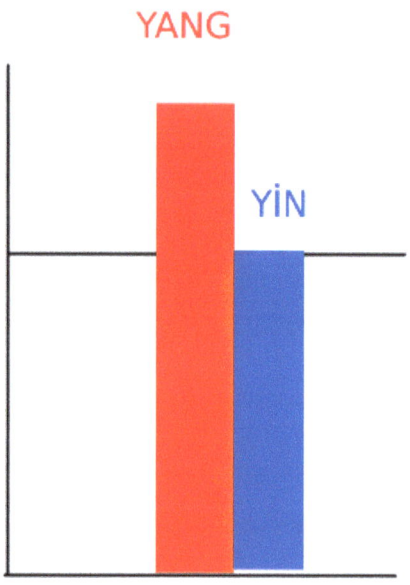

Şekil 89: Dolu sıcak

Hastada sadece sıcak su musluğunu kapatmamız yeterli olacaktır. Bu amaçla ince bağırsak ve sanjiao meridyenlerinin oğul noktaları (SI 8, Sj 10) ve torun noktaları (SI 1, Sj 1) kullanılabilir. Sadece ince bağırsak meridyenini kullansak dahi tedavi yeterli olacaktır. Bu tür aşırılık vakalarında akupunktur seanslarını her gün yapmakta fayda var. Genellikle 3-4 seans yeterli olur. Klinik tablo düzelir düzelmez tedavi sonlandırılır.

ÖRNEK VAKA 4 (HİPERTANSİYON):

Bu sabah başlayan kafada ağırlık hissi, dengesizlik, ensede ağrı, çarpıntı şikayetleriyle gelen huzursuz görünümdeki hastanın, yıllardır hipertansiyon hastası olduğu, hipertansif atak sırasında bu şikayetlerinin tekrarladığı öğrenildi. Hastanın tansiyonuna bakıldığında, 180/100 mmHg olduğu, nabzının dakikada 92 atım olduğu görüldü. Dil muayenesinde, dil korpusunun kuru görünümde olduğu, ucunun hiperemik olduğu ve dil pasının olmadığı izlendi. Nabız sol aterior ve orta lokalizasyonda tel gibi ince, gergin ve yüzeyel olarak hissedildi. Hastadaki tedavi planımız nasıl olmalı?

Hipertansiyon vakalarında arızalı havuzun ateş elementi olduğunu, semptom ve muayene bulgularından ve otör yorumlarından biliriz. Hastada kafada ağırlık hissi, dengesizlik şikayetleri belirli bir havuza işaret etmese de çarpıntı şikâyeti kalp havuzuna işaret eder. Kalp havuzunun ısındığı vakalarda, ince bağırsak meridyeninin seyrinden dolayı ense ağrısı genellikle görülmektedir. Dolayısıyla ense ağrısı da arızalı havuzun ateş elementi olabileceğine işaret etse de kesin bir delil değildir. Çünkü mesane meridyeni de enseden geçer. Hastanın taşikardisinin olması, nabzının özellikle sol anterior pozisyonda tel gibi ince, gergin ve yüzeyel olması, dil ucunun hiperemik olması arızalı havuzun ateş elementi olduğunu destekler. Otör yorumları da hipertansiyonda özellikle kalp ve karaciğer havuzunun arızalı havuz olduğunu söyler. Karaciğer havuzunun ısındığı vakalarda iç rüzgâr ortaya çıkabilir. Hastadaki dengesizlik şikâyeti buna bağlı da olabilir. Kitabın ilk bölümlerinde vücutta aşırı hareketlilik ile ilgili semptomların rüzgârı akla getirdiğini söylemiştik. Bu aşırı hareketlilik tremorda olduğu gibi objektif de olabilir, vertigoda olduğu gibi subjektif de olabilir. Bu nedenle hipertansif atak esnasında genellikle karaciğer havuzu da sıcak olduğundan, sol orta nabızla sol anterior nabız sıklıkla benzer vasıfta hissedilir. Dil pasının kaybolması, dil korpusunun kuru olması Yin yetersizliği bulgularıdır. Nabız bulguları da göz önünde bulundurulursa, vakanın Yin yetersizliği zemininde gelişen Yang hiperaktivitesi olduğunu söyleyebiliriz (Şekil 90).

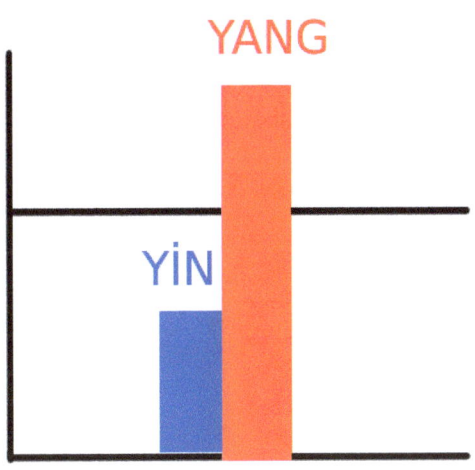

Şekil 90: Yin yetersizliğine bağlı Yang hiperaktivitesi

Bu bulgular ışığında yapmamız gereken sıcak su musluğunu kapamak, soğuk su musluğunu açmaktır. İlk örnekte, acil müdahale edilmesini gerekli görmediğim kronik vakalarda, öncelikle soğuk su çeşmesinin açılmasından taraftar olduğumu, eğer soğuk su çeşmesi açıldığında hasta rahatlıyorsa, Yang'ı sedatize etmediğimi söylemiştim. Buradaki gibi acil müdahale düşündüğümüz durumlarda sıcak su çeşmesini kapama ve soğuk su çeşmesini açma işini aynı anda yapmayı öneririm.

Sıcak su çeşmesini kapamak için ince bağırsak ve sanjiao meridyenlerinin oğul noktaları (SI 8, Sj 10) ve torun noktaları (SI 1, Sj 1) kullanılabilir. Soğuk su çeşmesini açmak için kalp ve perikard meridyeninin tonifikasyon noktaları (He 9, P 9) veya element noktaları (He 8, P 8) kullanılabilir. Organ saatine göre kalbin zıt istikametindeki organ safra kesesi olduğundan, He 8 noktası tonifiye edilirse safra kesesinin Yang'ı polarite değiştirip Yin enerji olarak kalbe akacaktır. Böylece hem safra kesesinin Yang'ı azaltılmış hem de kalbin Yin'i artırılmış olacaktır.

ÖRNEK VAKA 5 (KARPAL TÜNEL SENDROMU):

3-4 aydır geceleri uyandıracak kadar rahatsızlık veren sağ el bilek ağrısı, serçe parmağı hariç dört parmakta uyuşma ve karıncalanma hisseden hasta ellerini silkeleyerek, hareket ettirerek ve ovarak rahatlıyormuş. Yapılan EMG incelemesi sonrası karpal tünel sendromu tanısı alan hastanın muayenesinde, dil korpusu şiş ve soluk görünümdeydi. Nabız bilateral özellikle anterior pozisyonda derin, geniş ve yumuşak kıvamda hissedildi. Hastadaki tedavi planımız nasıl olmalı?

Parmaklara uzanan ağrı veya uyuşma gibi şikayetlerde, hangi parmakların etkilendiğinin bilinmesi, arızalı havuzun bulunmasında büyük kolaylık sağlar. Hastanın serçe parmağı hariç dört parmakta uyuşma ve karıncalanma olması dört havuza birden işaret ediyor. Bunlar akciğer, kalın bağırsak, perikard ve sanjiao. Şikâyetin geceleri ortaya çıkıyor olması, dilin şiş ve soluk görünümü, nabzın derin, geniş ve yumuşak kıvamda hissedilmesi havuzun soğuk olduğuna işaret ediyor. Vakanın subakut evrede olması Yang enerjin normalden düşük, Yin enerjinin normalden yüksek olduğunu düşündürür (Şekil 91). Nabzın derinde, geniş ve yumuşak hissedilmesi bunu doğrular.

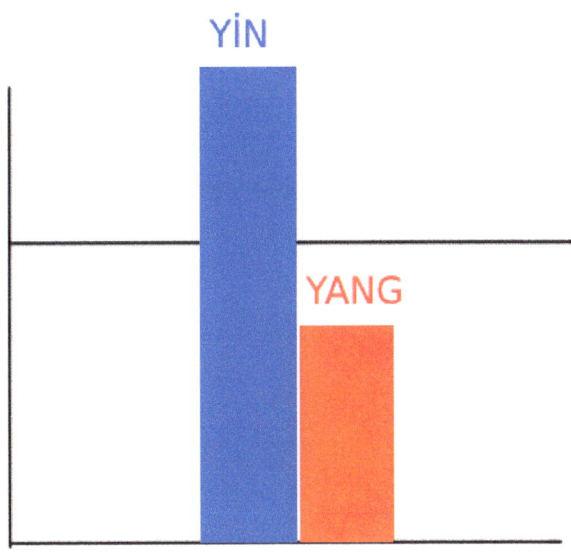

Şekil 91: Yang yetersizliği ve Yin hiperaktivitesi

Bu durumda sıcak su çeşmesinin açılıp soğuk su çeşmesinin kapatılması uygun olacaktır. Elimizde iki tane sıcak su çeşmesi, iki tane de soğuk su çeşmesi var. Sanjiao meridyeni üzerinden tonifikasyon noktası (Sj 3), veya tonifiye edici manevrayla element noktası (Sj 6), kalın bağırsak meridyeni üzerinden tonifikasyon noktası (LI 11) kullanılabilir. Element noktasına (LI 1) moksa uygulanabilir. Soğuk su çeşmesini kapamak için perikard meridyeni üzerinden oğul ve torun noktaları (P 7, P 5), akciğer meridyeni üzerinden oğul ve torun noktaları (Lu 5, Lu 11) kullanılabilir.

Beş shu noktaları üzerinden cevaplamamış olsa da kıymetli hocam Radha Thambirajah'ın karpal tünel sendromunun tedavisine yönelik önerisini burada aktarmak istiyorum. "Karpal tünel sendromunun, perikard meridyeninde lokalize nem stagnasyonuna bağlı olduğunu düşünüyorum. Birçok seminerde karpal tünel sendromu tedavisine değindim. Bileği ve kolu düz bir şekilde yerleştirerek, toplamda 6 kısa iğne olacak şekilde, perikard meridyeni üzerinde 2 iğne (bilek kıvrımının birkaç mm distali ve proximali), flexor carpi radialis'in lateralinden 2 iğne ve palmaris longs'un medialinden 2 iğneyi dik olarak kullanın. Bunlar, bilekte toplam 6 iğne olacak, hepsi dikey, 2'si ortada ve 2'şer tanesi tendonların her iki yanında olacak. Daha sonra perikard meridyenini kolun distalinden başlayıp proksimale kadar palpe edip, kolun distal seviyesinde 2 ve proksimal seviyesinde

2 hassas noktayı iğneliyoruz. Bu 4 noktada iğneyi kasa dik olarak giriyoruz. Ayrıca St 40, TW 5 noktalarını kullanmak da faydalı olabilir. 20 dakika sonra, tüm iğneleri çıkarın ve ardından bilek bölgesinde ve ayrıca avuç içinde küçük kupa uygulaması yapın. Bu nemi sirküle etmek ve stagnasyonu gidermek için yapılır. Haftada 2, toplam 12 kez tekrarlanacak. Hasta hamileyse belki daha az tedavi uyguluyoruz, ayrıca iğneleri azaltıyoruz ve daha çok lokal kupa uyguluyoruz. Belirtiler doğumdan sonra devam ederse, daha kapsamlı bir tedavi uygulanabilir".

ÖRNEK VAKA 6 (KEKEMELİK):

Kendini bildi bileli heyecanlandığında kekeleyerek konuştuğunu söyleyen hasta, topluluk önünde konuşma gerektiren aşırı heyecanlı durumlarda göbek çevresinde ağrı olduğunu belirtiyor. Muayenesinde dil pasının kaybolduğu, dil korpusunun kuru görünümde olduğu fakat renginde belirgin bir değişikliğin olmadığı, nabzın sol taraf anteriorda zayıf ve yüzeyel olduğu, dakikadaki atım sayısının 88 olduğu görüldü. Hastadaki tedavi planımız nasıl olmalı?

Bu vakada, duyu organı olan dil, arızalı havuzu bulmada, bize yardımcı olacak. Dil ateş elementi ile ilgili duyu organı olduğundan, nabız bulguları da bunu doğruladığından hedef havuzumuz ateş elementine ait organlar olacak. Semptom ve muayene bulguları havuzun sıcak olduğuna işaret ediyor. Nabzın yüzeyel olması, havuzun sıcak olduğuna, zayıf olması da Yang'ın da Yin gibi düştüğüne işaret eder. Aynı şekilde dil pasının olmaması, dilin kuru olması havuzun sıcak olduğunu göstermekle birlikte dilde hipereminin olmaması, Yang'ın çok belirgin olmadığına işaret eder (Şekil 92).

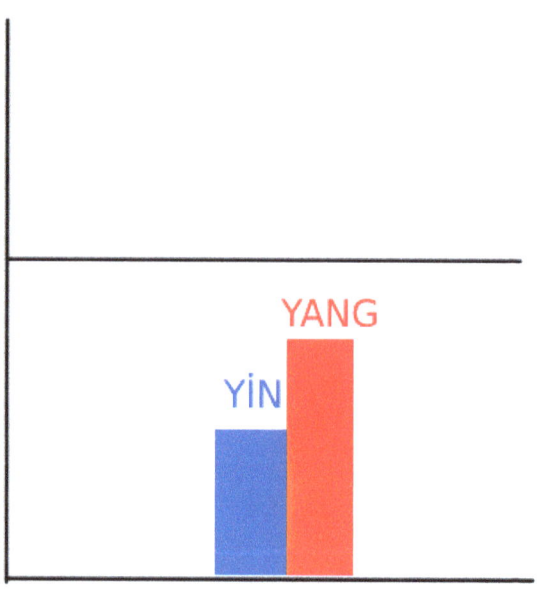

Şekil 92: Boş sıcak

O zaman yapılması gereken şey 2-3 tane soğuk su musluğu ile birlikte bir tane de sıcak su musluğu açmak olacaktır. Soğuk su musluğu olarak kalbin ve perikardın tonifikasyon noktası (He 9, P 9), tonifiye edici manevra ile kalbin element noktası (He 8) yeterli olacaktır. Sıcak su musluğu olarak ince bağırsağın tonifikasyon noktası (SI 3) veya kalbin nene noktası (He 3) kullanılabilir.

Örnek vakalar daha da uzatılabilir fakat konunun anlaşılması için bu kadarının yeterli olduğunu düşünüyorum. Şimdi de ağaç elementine geçelim.

KARACİĞER MERİDYENİ BEŞ SHU NOKTALARI

Karaciğer meridyeni ayak baş parmak lateral köşeden başlar, toraksta sonlanır. Başladığı nokta parmak ucu olduğundan, 1 sayısı ile başlar. Ciğerler sıraya uyar demiştik. İlk dört nokta sırayla gider: Liv 1, liv 2, liv 3 ve liv 4. Beşinci nokta diz çevresinde "liv 8" noktasıdır. İlk bulmamız gereken nokta element noktasıydı. Karaciğer, ağaç elementine ait olduğundan liv 1 noktası element noktası olmuş oluyor. Bir öncesi "liv 8 noktası" tonifikasyon noktası, onun da bir öncesi "liv 4 noktası" nene noktasıdır. Element noktasından bir sonraki liv 2 noktası oğul noktası, onun da bir sonrası liv 3 noktası torun noktasıdır. (Şekil 93)

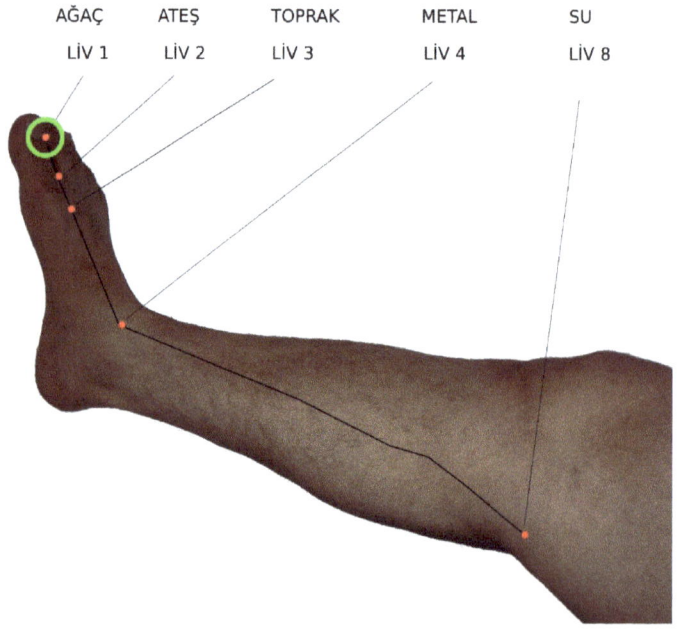

Şekil 93: Karaciğer meridyeni üzerindeki beş shu noktaları

Oğul ve torun noktaları (liv 2, liv 3) musluğu kapatan noktalardır. Karaciğer meridyeni Yin meridyen olduğu için tabii ki soğuk su musluğunu kapatır. Fakat liv 3 noktasının bir özelliği var. Yin meridyenlerde, parmak ucundan itibaren üçüncü nokta yuan noktası olduğu için, liv 3 noktası hem torun noktasıdır hem de yuan noktasıdır. Bu nedenle liv 3 noktasının musluğu kapama ihtimali de var, açma ihtimali de. Musluğu kapamak istiyorsak sedatize edici manevrayla, açmak istiyorsak tonifiye edici manevrayla niyetimizi belli etmemiz gerekir.

Kitabımızın ilk bölümlerinde akupunktur uygulamasının çok farklı şekilleri olduğunu söylemiştim. Beş element akupunkturunun bile standart bir uygulaması olmadığını, farklı ekollerde farklı şekillerde uygulanabildiğini söylemiştim. Liv 2 noktası üzerinden bunun bir örneğini vermek istiyorum. Öğrendiğimiz beş element akupunkturuna göre, Yin meridyenler üzerindeki oğul noktaları, büyük oranda Yin'i, kısmen de Yang'ı baskılar demiştik. Bu nedenle bu noktayı soğuk su çeşmesini kapatan nokta olarak niteledik. Farklı bir beş element akupunkturu uygulamasında "Ateş" noktaları, meridyenin Yang'ını artırmak veya azaltmak için kullanılabiliyor. Meridyenin Yang'ı artırılmak isteniyorsa "Ateş" noktası tonifiye, azaltılmak isteniyorsa sedatize edilir. Bu nedenle bazı kaynak kitaplarda, örneğin liv 2 noktası "Ateş" noktası olduğu için "Karaciğer ateşini drene eder, karaciğer Yang'ını baskılar" gibi cümlelerin kurulduğuna şahit olursanız şaşırmayın. Uygulayıcı, hangi uygulama şeklini daha kullanışlı görüyorsa, benimsediği metodun ilkeleri doğrultusunda hareket etmelidir.

Vücutta ekstra akupunktur noktaları vardır. Örneğin ayak parmak aralarında, bafeng ekstra akupunktur noktaları vardır. Bu noktalar vücuttan rüzgârı uzaklaştırmak için kullanılırlar. Liv 2 noktası, bafeng ekstra akupunktur noktaları ile çakıştığı için, vücuttan rüzgârı uzaklaştıran önemli noktalar arasında zikredilir.

Liv 4 noktası karaciğer meridyeninin nene noktasıdır. Soğuk su çeşmesi üzerindeki nene vana, havuza sıcak su akıtıyordu. Karaciğerin hastalıkları, daha çok Yang dominant hastalıklar olduğu için, bu nokta pratikte çok sık kullanılmaz. Hipotansiyon, kullanım endikasyonlarından biridir. Duyguların vasat halinin kötü bir şey olmadığını, örneğin öfke duygusunun kişinin hakkını savunabilmesi için gerekli olduğunu söylemiştik. Bu nedenle gerektiği zaman öfkelenip hakkını savunamayan kişilerde, Liv 4 noktası akla gelebilir.

SAFRA KESESİ MERİDYENİ BEŞ SHU NOKTALARI

Safra kesesi meridyeni kafadan başlar, dördüncü ayak parmağı lateral köşesinde sonlanır. Ayakta sonlandığı nokta GB 44 noktasıdır. Tüm meridyenlerde ilk üç nokta sırayla giderken, safra kesesi meridyeni istisna demiştik. Safra kesesi meridyeninde ilk iki nokta sıraya uyar, üçüncü, dördüncü ve beşinci nokta atlayarak gider. Noktalar sırasıyla GB 44, GB 43, GB 41, GB 38 ve GB 34 şeklinde sıralanır. Şimdi isimlendirmeyi yapalım. Yang meridyenler metal ile başlıyordu. GB 44 metal, GB 43 su, GB 41 ağaç, GB 38 ateş, GB 34 toprak noktası olarak adlandırılır. İlk bulacağımız nokta element noktasıydı. Bu durumda GB 41 noktası element noktasıdır. Element noktasının bir öncesi tonifikasyon noktası (GB 43), onun da bir öncesi nene noktası (GB 44). Element noktasından sonraki nokta oğul noktası (GB 38), oğul noktasından sonraki nokta da torun noktasıdır (GB 34) (Şekil 94).

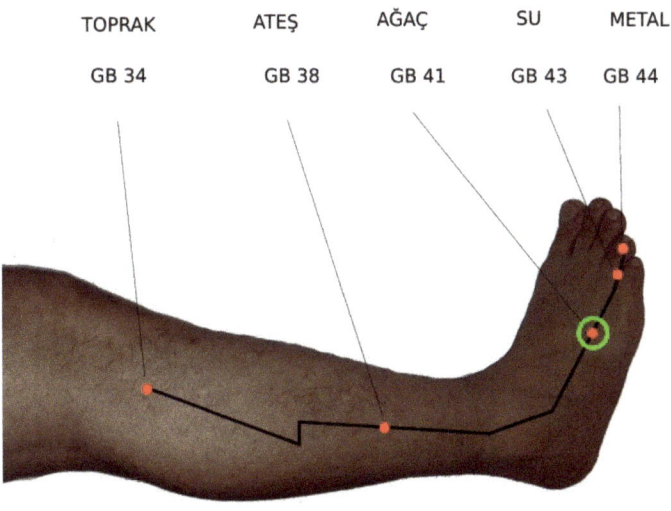

Şekil 94: Safra kesesi meridyeni üzerindeki beş shu noktaları

GB 41 noktası meridyenin element noktası olmasının yanı sıra sıra dışı meridyenlerden Dai Mai meridyeninin de konfluent noktasıdır. Daha önce de dediğimiz gibi sıra dışı meridyene uyarı göndermek istiyorsak ilave bir nokta daha kullanmamız gerekir. Beş element akupunkturunun konusu olmadığı için bu kadarıyla yetinelim. Meridyenin element noktası GB 41 üzerinden musluğu kapamak istiyorsak sedatize edici manevra, açmak istiyorsak tonifiye edici manevra yapmalıyız. Ağaç havuzu hastalıkları, daha çok Yang dominant olduğu için, nokta genellikle sedatize edici manevra ile kullanılır. Sedatize edildiğinde Yang enerji organ saatine göre zıt istikametteki kalbe polarite değiştirip Yin enerji olarak akar (Şekil 95).

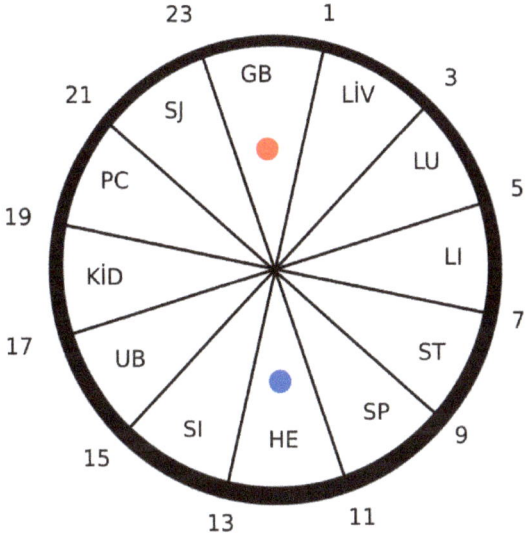

Şekil 95: Organ saati

GB 43 noktası musluğu açan noktadır. Tıpkı liv 2 noktası gibi parmak aralarındaki bafeng ekstra akupunktur noktaları ile çakıştığı için rüzgâr elimine eden noktalar arasındadır. Rüzgâr eliminasyonu amacıyla kullanmak istiyorsak nokta sedatize edici manevrayla kullanılmalıdır.

Gb 34 noktası torun noktası olması hasebiyle musluğu kapatan nokta olmasının yanı sıra, kas ve tendonların etkili noktasıdır. Bu nedenle tüm lokomotor sistem hastalıklarında kullanılabilir.

AĞAÇ ELEMENTİYLE İLGİLİ ÖRNEK VAKALAR

ÖRNEK VAKA 1 (MİGREN):

3-4 yıldır haftada 1 veya 2 kez tekrarlayan, her iki taraf şakaklarda, ara sıra gözlerin arkasına vuran şiddetli baş ağrısı atakları tarif eden hastanın, atak öncesi gözlerde ışıklanma ve bulantı şikâyeti oluyormuş. Muayeneye sırasında da şiddetli ağrısı olan hastanın muayenesinde dil korpusu ince ve kuru görünümde, sağ lateralde hiperemik, yer yer yarıkların olduğu, dil pasının olmadığı görüldü. Nabız özellikle sol orta lokalizasyonda tel gibi ince ve gergin olarak hissedildi. Hastadaki tedavi planımız nasıl olmalı?

Ağrısını meridyen seyri olarak değil de belirli bir alan şeklinde tarif eden hastalarda, palpasyonla hassas noktalara göre muhtemel havuzu bulabiliyorsanız, tedaviyi sadece o havuzun meridyeni üzerinden yapabilirsiniz. Örnekteki gibi bir migren hastasında genellikle sıcak havuz, ağaç havuzudur. Hassas noktaların palpasyonuyla safra kesesi meridyeni olduğundan emin değilseniz, tedavide sanjiao meridyenini de kullanın.

Rekürren ataklarla seyreden hastalıklarda, atak sırasında Yin ve Yang enerjiden birini artmış, diğerini azalmış olarak görmeyi bekleriz. Hastanın dil ve nabız bulguları havuzun sıcak olduğunu gösteriyor. Dolayısıyla Yang'ın artmış, Yin'in azalmış olmasını bekleriz. Dil pasının kaybolması, dilde yarıkların olması, nabzın ince olması Yin yetersizliğini, korpusun hiperemik olması, nabzın gergin olması da Yang'ın hiperaktif olduğunu destekler (Şekil 96).

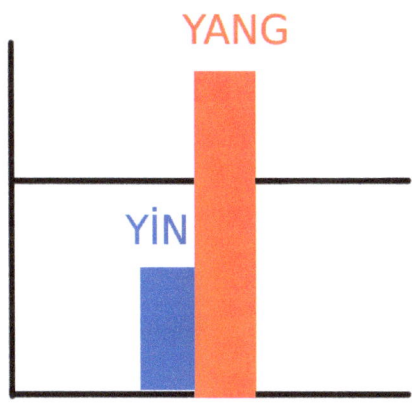

Şekil 96: Yin yetersizliğine bağlı Yang hiperaktivitesi

Bu bulgular ışığında, hastada sıcak su musluğunu kapatıp soğuk su musluğunu açmanız gerekir. Sıcak su musluğunu kapamak için safra kesesi meridyeni üzerinden oğul ve torun noktalarını (GB 38, GB 34) kullanabilirsiniz. Konuya hâkim oldukça, bu işte ustalık kazandıkça, musluğu kapattığınız noktalarla enerjiyi hangi organa doğru yönlendirdiğiniz üzerinde de tefekkür ederseniz, tedavideki başarı oranlarınız çok daha artacaktır. Örneğin bu hastada musluğu GB 38 noktası üzerinden kapatırsanız, bu nokta "Ateş" noktası olduğundan enerjiyi ateş elementine gönderecektir. Farz edelim ki bu hastada çarpıntı, uykusuzluk gibi semptomlar ve dil ve nabız bulguları ateş havuzunun sıcak olduğuna işaret ediyorsa Yang enerjiyi GB 38 noktasıyla ateş elementine yönlendirmek yerine, GB 34 noktası ile toprak elementine yönlendirirsiniz. Böyle bir hastada GB 34 noktası kullanıldığında alınan netice, GB 38 noktası kullanıldığında alınan neticeden daha yüz güldürücü olacaktır. Bu hastada safra kesesi üzerindeki sıcak su musluğunu, element noktası (GB 41) üzerinden kapatırsanız, bu durumda tedaviden elde edeceğiniz netice en üst düzeyde olacaktır. Çünkü yukarıda da söylediğimiz gibi, organ saatine göre safra kesesinin zıt istikametindeki organ kalptir. GB 41 noktası sedatize edilirse safra kesesindeki Yang enerji polarite değiştirip Yin enerji olarak kalbe akar. Böylece hem ağaç havuzu hem de ateş havuzu soğutulmuş olacaktır.

Görüldüğü gibi beş element akupunkturu enerjiyi dengeleme sanatıdır. Enerjiyi istediğiniz organa yönlendirebilirsiniz. Tabii ki bu şekildeki bir kapsamlı düşünce için, hangi nokta ile enerjinin hangi organa yönlendirildiği bilgisi ve organlardaki Yin Yang dengesini değerlendirebilme becerisi gerektirir ki bu, belirli bir zaman ve sabrın neticesinde elde edilir.

Soğuk su çeşmesini açmak için karaciğer meridyeni üzerinden tonifikasyon noktası (Liv 8), element noktası (Liv 1) ve safra kesesi meridyen üzerinden nene noktası (GB 44) kullanılabilir. Liv 3 noktasını da tonifiye edici manevrayla kullanabilirsiniz. Daha önce rekürren ataklarla seyreden kronik vakalarda öncelikle soğuk su çeşmesini açmanızı, hasta rahatlamazsa ikinci soğuk su çeşmesini ilave etmenizi önermiştim. Bu vakada da aynı şeyi yapabilirsiniz. Öncelikle 1-2 tane soğuk su çeşmesi hatta gerekirse üçüncü soğuk su çeşmesini de açarsınız, rahatlamazsa sıcak su çeşmesini kapatırsınız. Müşahede ettiğim kadarıyla atak esnasındaki migren hastalarında genellikle sıcak su çeşmesini kapamak gerekiyor.

Migren hastalarında atak sırasında ortaya çıkan dil lateralindeki hiperemi, atak sonrası genellikle hızla geriler. Ataklar arası dönemde, Yang hiperaktivitesi ortadan kaybolduğu için, tel gibi gergin olan nabız da kaybolur. Hastanın ağrısız döneminde nabız zayıf ve yüzeyelse hastada beklenen Yin Yang diyagramı şekil 97'deki gibidir. Bu durumda tedavide 2-3 tane soğuk su çeşmesi ve 1 tane de sıcak su çeşmesi açılır.

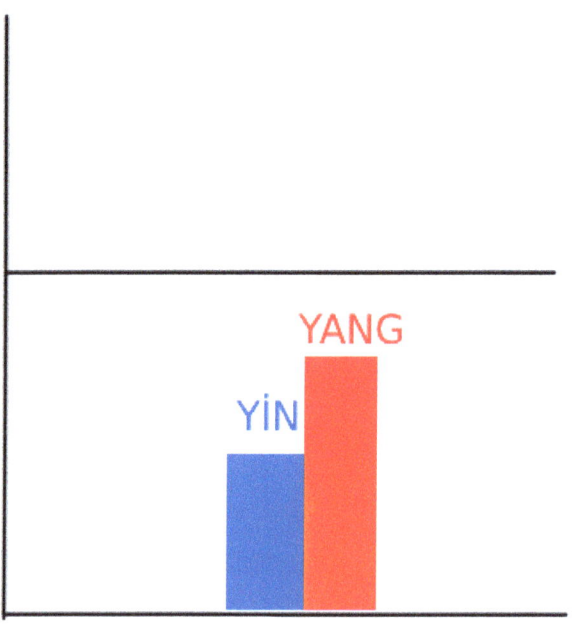

Şekil 97: Boş sıcak

Hastanın ağrısız döneminde nabız, atak sırasındaki kadar olmasa da hâlâ gergin ve yüzeyelse, hastada beklenen Yin Yang diyagramı şekil 98'deki gibidir. Bu durumda tedavide sadece 2-3 tane soğuk su çeşmesi açılır. Tabii ki bunu ayırt etmek her zaman çok kolay değildir. Eğer ayırt edemiyorsanız, hastada 2-3 tane soğuk su çeşmesinin yanında 1 tane de sıcak su çeşmesi açtığınızda hastanın ağrısı tetikleniyorsa, sıcak su çeşmesi açma işlemini sonlandırırsınız.

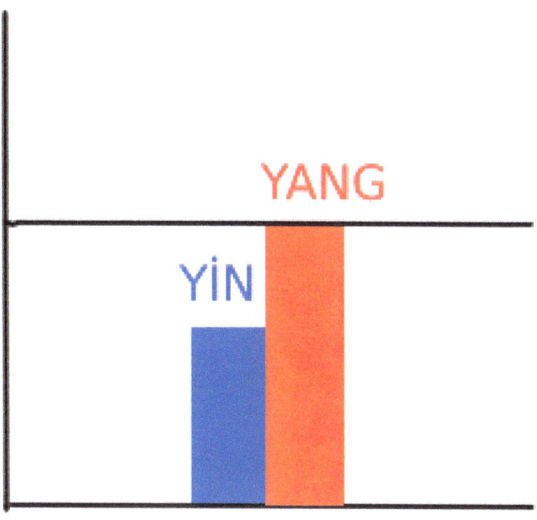

Şekil 98: Boş sıcak

ÖRNEK VAKA 2 (AKUT KOLESİSTİT):

Sağ taraf hipokondriyak bölgede ağrı tarif eden hastanın şikâyeti dün gece aniden başlamış. Beraberinde bulantı, iştahsızlık ve karında şişkinlik şikayetleri olan hastaya ultrason yapılmış ve safra kesesinde taş ve kolesistitle uyumlu mukozal kalınlaşma tespit edilmiş. El bileği sol orta lokalizasyonda kaygan nabız tesbit edilen hastanın dil pası kalın ve sararmış görünümde, dil korpusunun laterali hiperemik olarak izlendi.

Arızalı havuz tespitinde Batı Tıbbı görüntüleme tetkiki ve muayene bulgularından istifade ettik. Arızalı havuzu bulma yöntemlerini anlatırken, şikâyet alanının bize yol gösterdiğini söylemiştik. İç organların yerleştiği batın ve toraks bölgesindeki ağrılarda dikkatli olunması gerektiğini, organ hastalıklarında front mu ve back shu noktalarında ağrı ortaya çıkabileceğini belirtmiştik. Kolesistit vakası, anlatmak istediğimiz şeyi açıklayan güzel bir örnek oldu. Eğer hipokondriyak bölge vücudun anteriorunda deyip, ekstremitelerin anteriorundaki meridyenleri tedavide kullanırsanız yanılmış olursunuz. Giovanni Macciocia, "Ruhsal Eksen"den alıntı yaparak, hipokondriyak ağrının daima karaciğer ve safra kesesi ile ilişkili olduğunu söyler.

Dil korpusunun hiperemik olması, dil pasının sararmış olması havuzun sıcak olduğunu, dil pasının kalınlaşmış olması, nabzın kaygan olması da ısı artışının yanı sıra nem varlığının delilleridir. Otör yorumları kolesistit vakalarını safra kesesinde damp-heat (nemli ıs) olarak yorumlar (Şekil 99).

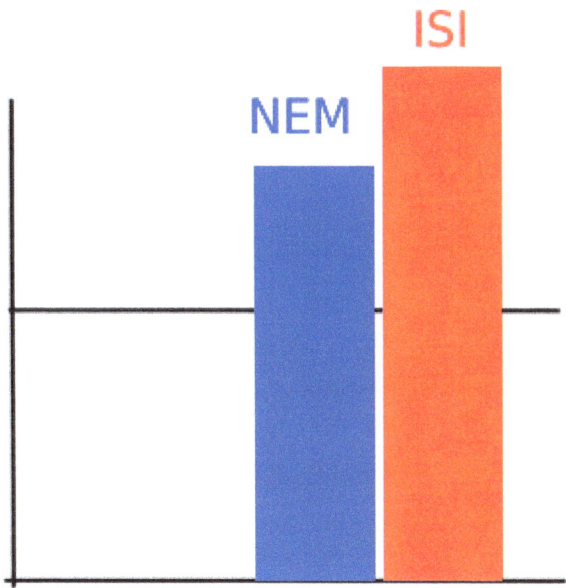

Şekil 99: Nemli ısı

Daha önce, nemli ısı vakalarında tıpkı balgam vakalarında olduğu gibi hem Yin Hem Yang artışı olduğunu, farkın ise nemli ısıda Yang'ın ilk neden, Yin artışının ise buna cevaben ortaya çıktığını söylemiştik. Bu nedenle bu vakalarda ya tek başına sıcak su musluğu kapatılır ya da hem sıcak hem de soğuk su musluğu birlikte kapatılır.

Sıcak su musluğunu kapamak için safra kesesi meridyeninin oğul ve torun noktaları (GB 38, GB 34), soğuk su musluğunu kapamak için karaciğer meridyeninin oğul ve torun noktaları (liv 2, liv 3)

[233]

kullanılabilir. Lokal nokta olarak da safra kesesinin front mu noktası (GB 24) kullanılabilir.

ÖRNEK VAKA 3 (EPİLEPSİ):

5-6 yıldır ara sıra epileptik ataklar geçiren hastanın, genellikle çabuk öfkelenen bir yapıya sahip olduğu, ara sıra hipertansif atak sonrasında burun kanamasının olduğu, 2 defa orta hızda bir koşu sonrası aşil tendon rüptürü yaşadığı öğrenildi. Muayenede gözünün hiperemik olduğu, dil korpusunun ince ve kuru, lateralinde çatlakların olduğu görüldü. Nabız özellikle sol orta lokalizasyonda zayıf ve yüzeyel olarak hissedildi. Hastadaki tedavi planımız nasıl olmalı?

Kitabın ilk bölümlerinde, vücutta aşırı hareketlilikle seyreden konvülziyon, tik, tiremor gibi hastalık ve semptomlarda rüzgârın varlığından şüphelenilir demiştik. İç rüzgâr, eşlik eden semptomlar, dil ve nabız bulguları da destekliyorsa, arızalı havuz olarak bizi karaciğere yönlendirir. Karaciğer fizyolojik iç rüzgârın nedenidir. Karaciğerde Yin yetersizliğinde, karaciğer dolu sıcağında ve karaciğer kan yetersizliğinde fizyolojik iç rüzgâr, patolojik iç rüzgâra dönüşebilir ve iç rüzgâr semptom ve bulguları ortaya çıkabilir. İç rüzgâr dediğimizde, açıklayıcı bir bilgi eklemediğimiz müddetçe patolojik iç rüzgârı anlayacaksınız.

Karaciğer havuzu ısındığında, iç rüzgârın ortaya çıkma nedenini anlamak kolay. Biz bunun anlaşılması için, şömine yandığında, bacadan yukarı doğru ortaya çıkan hava akımını örnek olarak vermiştik. Karaciğer kan yetersizliğinde iç rüzgâr belirtilerinin ortaya çıkma nedenini anlamak çok kolay değil. Giovanni bunun daha kolay anlaşılması için, metro istasyonlarında yeraltı büyük boşlukları arasında ortaya çıkan rüzgâr benzetmesinde bulunur. Bu teşbih, kendisinin de belirttiği gibi, kan yetersizliğinde kan damarları içinde oluşan boşluğu, rüzgârın doldurduğu şeklinde anlaşılır ki bu açıklama şahsen bana çok tatmin edici gelmemekle birlikte, konunun anlaşılmasına vesile olma ihtimaline binâen okuyucuya aktarmayı uygun gördüm. Kan yetersizliği vakaları sıcak havuz semptom ve bulgularıyla da kliniğe yansıyabilir, soğuk havuz semptom ve bulgularıyla da. Şahsi kanaatim, sıcak havuz bulguları ile seyreden karaciğer kan yetersizliği vakalarının iç rüzgâra neden olduğudur.

Arızalı havuz, ağaç havuzu dedik. Hastanın gözünün hiperemik olması, dil korpusunun ince, kuru ve çatlakların olması, nabzın yüzeyel olması havuzun sıcak olduğunun bulgularıdır. Nabız, yüzeyel ve gergin olsaydı, Yang'ın normal veya normalden yüksek olduğuna işaret ederdi. Yüzeyel ve zayıf olması Yang'ın da düşük olduğu sıcak havuza işaret eder. Atak sırasında Yin Yang'ı kontrol edemez ve Yang hiperaktivitesi ortaya çıkar.

Hastayı biz bu dönemde görmüş olsak, nabzını muhtemel yüzeyel, ince ve tel gibi gergin olarak görürdük. Atak sonrası Yin Yang görünümü tekrar eski haline geri döner (Şekil 100).

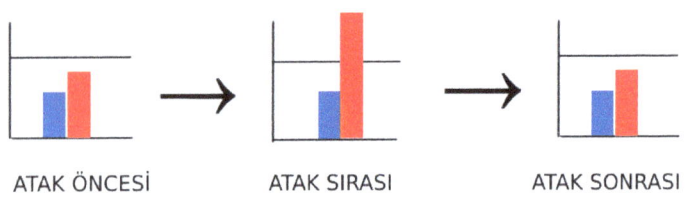

Şekil 100: Hastanın atak öncesi, atak sırası ve atak sonrası Yin Yang görüntüsü

Bu bulgular ışığında ataklar arasında gördüğümüz bu hastada yapmamız gereken şey, 2-3 tane soğuk su musluğu ve bir tane de sıcak su musluğu açmak olacaktır. Sıcak su musluğunun açılması halinde atağın ortaya çıkmasından korkarsanız, bir süre sadece soğuk su çeşmesini açıp, ilerleyen seanslara bu işlemi tehir edebilirsiniz.

Soğuk su çeşmesini açmak için karaciğer meridyeni üzerinden tonifikasyon noktası (Liv 8), element noktası (Liv 1) ve safra kesesi meridyen üzerinden nene noktası (GB 44) kullanılabilir. Liv 3 noktasını da tonifiye edici manevrayla kullanabilirsiniz. Sıcak su çeşmesini safra kesesi meridyeninin tonifikasyon noktası (GB 43) üzerinden yapabilirsiniz. Element noktası (GB 41) tonifiye edici manevrayla veya karaciğer meridyeninin nene noktası (Liv 4) da bu amaçla kullanılabilecek noktalar arasındadır.

Tedaviye rüzgâr elimine edici noktalar da ilave edilirse iyi olur. Yeri gelmişken hangi noktaların rüzgâr eliminasyonunda kullanıldıklarını da söyleyelim. Bu noktaları Radha Thambirajah kitabında derli toplu bir şekilde aktarmış. Ben de ondan alıntı yaparak aşağıda sizlere aktarıyorum.

-GB 20 ve Du 16: Baş ve boyun

-SI 12: Omuz ve kol

-UB 12: Sırt, Akciğer

-GB 31: Kalça ve bacak

-Ba Feng: Ayak parmakları arasındaki ekstra akupunktur noktalarıdır. Bunlar her ayakta dört, toplamda sekiz tanedir. Bu noktalar ayaktaki rüzgârı elimine etmekle birlikte bunlardan biri olan Liv 2 noktası, tüm vücut için rüzgâr eliminasyon noktasıdır.

-Ba Xie: El parmak aralarındaki ekstra akupunktur noktalarıdır. Bunlar da tıpkı ayaktakiler gibi sekiz tanedir ve eldeki rüzgârı uzaklaştırırlar.

ÖRNEK VAKA 4 (VERTİGO):

3-4 yıldır ara sıra baş dönmesi şikâyeti olan hastanın, son iki haftadır tekrar baş dönmesi başlamış. İşitme kaybı, kulak çınlaması yok. Hasta çok çabuk yorulduğunu, şikayetinin özellikle yoğun çalışma ve stres sonrası arttığını ifade ediyor. Ayrıca adet dönemi ve sonrasında şikayetinin yoğunlaştığını, adetlerinin de uzun süreli ve miktarının yetersiz olduğunu dile getiriyor. Dil muayenesinde dil korpusu özellikle laterallerde daha belirgin olmak üzere soluk. Dil lateralinde ve orta hatta sığ yarıklanma izlendi (Şekil 101). Nabız muayenesinde sol orta nabzı ince, zayıf ve yüzeyel olarak hissettik. Hastadaki tedavi planımız nasıl olmalı?

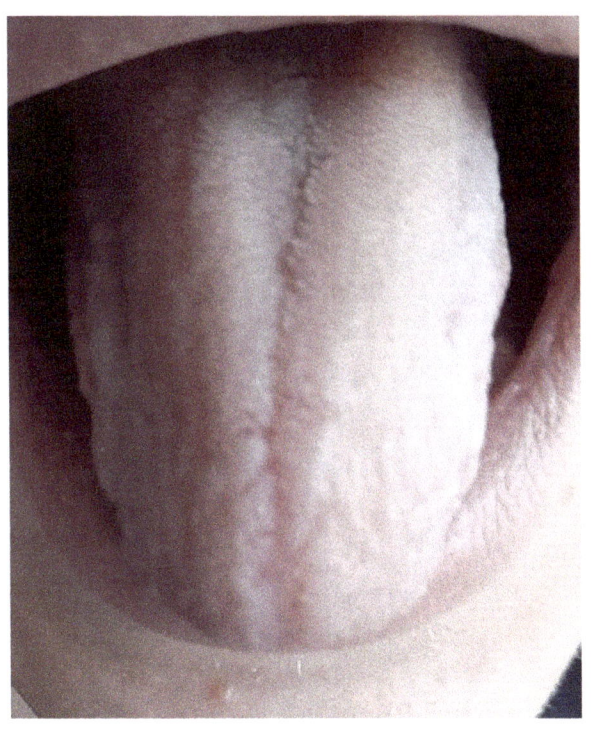

Şekil 101: Dil görüntüsü

Öncelikle hastada arızalı havuzu bulmamız gerekecek. İç rüzgâr semptomlarının varlığında öncelikle yönelmemiz gereken havuz karaciğer havuzudur. Vücutta aşırı hareketlilikle seyreden durumlarda iç rüzgâr akla geliyordu. Bu aşırı hareketlilik objektif de olabilir, vertigoda olduğu gibi subjektif de olabilir. Soluk dil görüntüsü, Yang yetersizliğinde veya kan yetersizliğinde olur. Yang yetersizliği olsa dil şiş, soluk ve nemli olur. Kan yetersizliğinde dil ince, kuru ve soluk olur. Bu hastanın dili ince bir görüntüye sahip olmamasına rağmen kan yetersizliği tanısı koymak daha uygun. Yang yetersizliği olması imkânsız hatta dildeki yarık Yin yetersizliği var diyor. Bazı hastalarda her şey kitabi olmaz. Kaynak kitaplar kan yetersizliğinde dil ince olur der, bazan bu hastadaki gibi kalın bir dil görüntüsü de olabilir. Bunun nedeni dilin ortasındaki yarıktan anlaşılacağı üzere mide-dalak Yin yetersizliğine sekoder hastada nem birikiminin ortaya çıkmış olasıdır. Kan yetersizliği, bir kısım vakada sıcak havuz bulgularıyla, bir kısım hastada soğuk havuz bulgularıyla ortaya çıkabilir. Bu hastada dilin kuru ve çatlak yapısı ve nabzın yüzeyel olması, havuzun sıcak olduğuna işaret ediyor (Şekil 102).

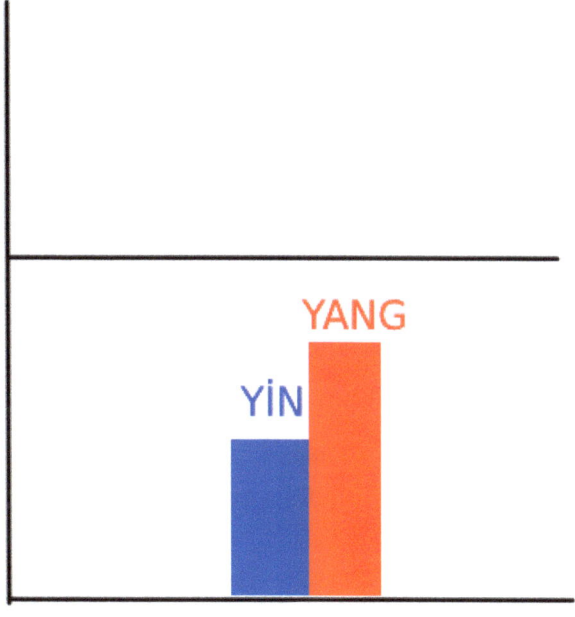

Şekil 102: Boş sıcak

Bu bulgular ışığında ağaç elementi üzerinden 2-3 tane soğuk su çeşmesi, bir tane de sıcak su çeşmesi açılmasının yanı sıra kan yapıcı noktaların kullanılması uygun olacaktır.

Bir önceki örnektede söylediğimiz gibi soğuk su çeşmesini açmak için karaciğer meridyeni üzerinden tonifikasyon noktası (Liv 8), element noktası (Liv 1) ve safra kesesi meridyeni üzerinden nene noktası (GB 44) kullanılabilir. Liv 3 noktasını da tonifiye edici manevrayla kullanılabilir. Sıcak su

[241]

çeşmesini safra kesesi meridyeninin tonifikasyon noktası (GB 43) üzerinden yapabilirsiniz. Element noktası (GB 41) tonifiye edici manevrayla veya karaciğer meridyeninin nene noktası (Liv 4) da bu amaçla kullanılabilecek noktalar arasındadır.

Kan oluşumunu artıran noktaların anlaşılması için, GÇT'na göre kanın nasıl oluştuğunu bilmenizde fayda var. Dalaktan gelen "Gu Qi" böbrekten gelen "Yuan Qi" ile birleşip kalpte kana dönüşür (Şekil 103). Bazı kaynaklar akciğerden gelen "Hava Qi"yi de buna dahil etseler de kan yapımında genellikle kalp, böbrek ve dalak meridyenleri kullanılır. Hastanın dil ortasındaki yarığı, zaten dalak Yin'ini beslememizi söylüyor. Bu amaçla dalağı tonifikasyon noktası (Sp 2) veya element noktası (Sp 3) kullanılabilir. Bu organlar üzerinden de 2-3 soğuk su çeşmesi ve bir tane sıcak su çeşmesi kullanılabilir. Sıcak su çeşmesi olarak da midenin element noktası (St 36) uygundur. Böbrek meridyeni bir sonraki konuda anlatılacak olsa da soğuk su çeşmesi olarak element noktası (Kid 10), tonifikasyon noktası (kid 7) ve sıcak su çeşmesi olarak böbreğin nene noktası (Kid 3) kullanılabilir. GÇT'na göre kan kalp içinde oluştuğundan, Thambirajah ister kalp kan yetersizliği olsun ister karaciğer kan yetersizliği olsun her türlü kansızlık vakasında mutlaka kalp üzerinden de noktalar kullanır. Kalp üzerinden soğuk su çeşmesi olarak kalbin tonifikasyon noktası (He 9), element noktası

(He 8), sıcak su çeçmesi olarak kalbin nene noktası (He 3) kullanılabilir.

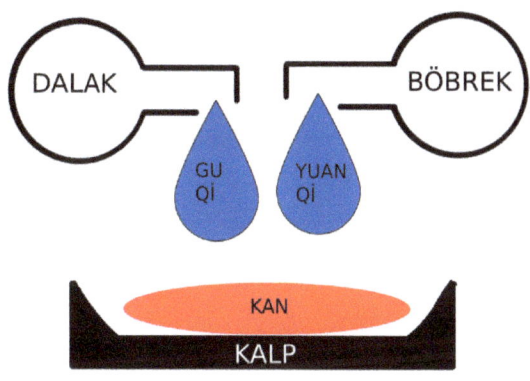

Şekil 103: Kanın oluşumu

Beş shu noktaları arasında olmasa da yeri geldiği için kan yapımında kullanılan ilave noktalardan da bahsedeyim. Sekiz etkili noktalardan olan iliğin etkili noktası (GB 39) ve kanın etkili noktası (UB 17), kemiğin etkili noktası (UB 11) da kan yapımında kullanılan noktalardır.

ÖRNEK VAKA 5 (VERTİGO VE BEL AĞRISI):

Yaklaşık 10 gündür şiddetli baş dönmesi olan hastanın bu baş dönmesi 5-6 yıldır varmış ve ara sıra tekrar ediyormuş. Beraberinde bel ağrısı da olan hastanın ağrısı gün içinde hareketle artıyormuş. Yapılan muayenesinde sola vuran evre 1 nistagmusu olan hastanın dil korpusu hafif kuru görünümde olmakla birlikte belirgin bir patolojik bulgu izlenmedi (Şekil 104). Nabız genel olarak tüm lokalizasyonlarda yüzeyel ve kısmen gergin olarak hissedildi. Hastadaki tedavi planımız nasıl olmalı?

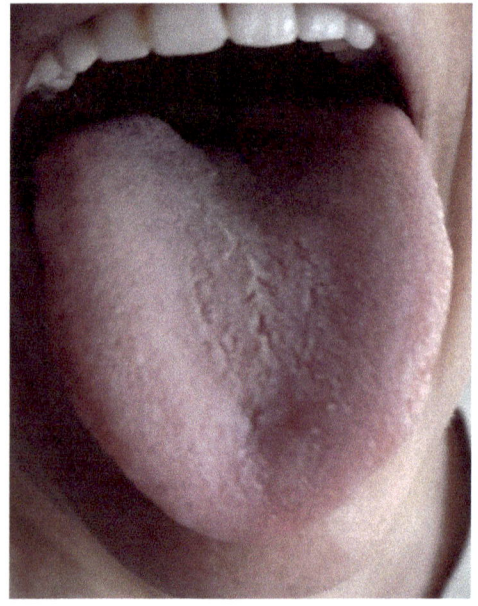

Şekil 104: Dil görüntüsü

Bir önceki örnekte anlattığım gibi vertigo, iç rüzgâr olarak kabul edildiğinden bizi arızalı havuz olarak öncelikle karaciğere yönlendirir. Bazı vakalarda, dilde sizi yönlendirecek hiçbir bulguya rastlamayabilirsiniz. Bu hastadaki gibi nabız da belirli bir havuza işaret etmeyebilir. Bu durumda arızalı havuzu bulmada belirleyici faktör semptomlar olacaktır. Dil ve nabız bulguları bize havuzun sıcak olduğunu söylüyor. Bu hasta ilginçtir kuaföre gitmeyi hiç sevmediğini, saç kurutma makinesinin kendisini çıldırttığını, rüzgârlı havalarda şikayetinin çok arttığını, gürültü ve ışıktan hiç hoşlanmadığını belirten bir hasta. Bu semptomlar da sıcak rüzgâr varlığını destekler mahiyette. Hastanın bel ağrısı şikâyeti birincil geliş şikâyeti değildi. Tarif ettiği ağrı Yang dominant bir ağrıydı. Su elementi, ağaç elementinin anasıdır. Bu vaka, ananın oğulu besleyemediği vakalara güzel bir örnek teşkil ediyor. Hastada beklediğimiz Yin Yang diyagramı aşağıdaki gibidir (Şekil 105).

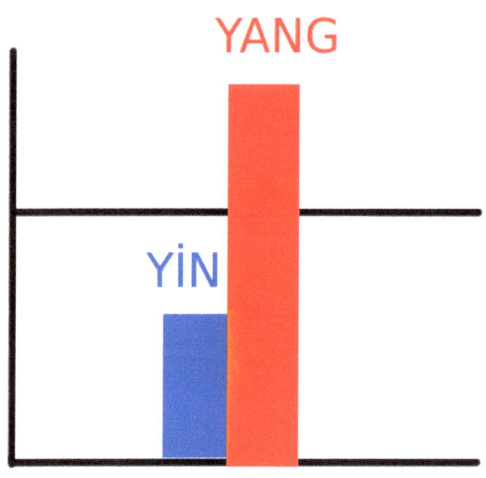

Şekil 105: Yin yetersizliğine bağlı Yang hiperaktivitesi

Hastada hem böbrek hem de karaciğer meridyeni üzerinden Yin'i besleyen noktaları ve rüzgârı uzaklaştıran noktaları kullandım. Karaciğer meridyeni üzerinden tonifikasyon noktası (Liv 8) ve tonifiye edici manevra ile yuan noktasını (Liv 3), böbrek meridyeni üzerinden tonifiye edici manevrayla element noktası (Kid 10) ve tonifikasyon noktasını (Kid 7) kullandım. Rüzgârı uzaklaştırmak için GB 20 ve Liv 2 noktalarını kullandım. Hasta daha ilk seansta büyük oranda rahatladı. Nistagmusu kayboldu. Ertesi gün ikinci seansı yaptıktan sonra baş dönmesi tamamıyla düzeldi. Okuyucunun dikkatini çekmek isterim.

Bakın bu hastada Yang'ı sedatize etmeye hiç gerek kalmadı. Eğer Yin tonifikasyonu ile rahatlamasaydı, Yang'ı da sedatize etmem gerekecekti.

ÖRNEK VAKA 6 (MİGREN VE AYAK BİLĞİ TENDON RÜPTÜRÜ)

5-6 yıldır baş sol tarafında haftada bir iki kez tekrar eden, ara sıra göz arkasına ve başın tepesine uzanan şiddetli baş ağrısı atakları tarif eden hastanın bu ağrısı ışık ve gürültü ile artıyormuş. Yaklaşık 3 yıldır da sağ ayak bileğinden bacağa vuran ağrısı olan hastaya tendon rüptürü tanısı konmuş. Hastanın ayak bileği ağrısı soğukla tetikleniyormuş. Özellikle araç kliması ayağına yönlendirildiğinde ağrı çok belirgin hale geliyormuş. Yapılan muayenesinde ayak bileğinden bacağına ve ayak dorsumuna uzanan ağrının safra kesesi meridyenini izlediği tespit edildi. Dil muayenesinde dil korpusu ince ve kısmen kuru olarak izlendi. Dil pası da kısmen kalın, kuru ve beyaz renkli olarak yorumlandı (Şekil 106). Hastanın nabzı sol orta lokalizasyonda yüzeyel, ince ve kısmen gergin olarak hissedildi. Hastadaki tedavi planımız nasıl olmalı?

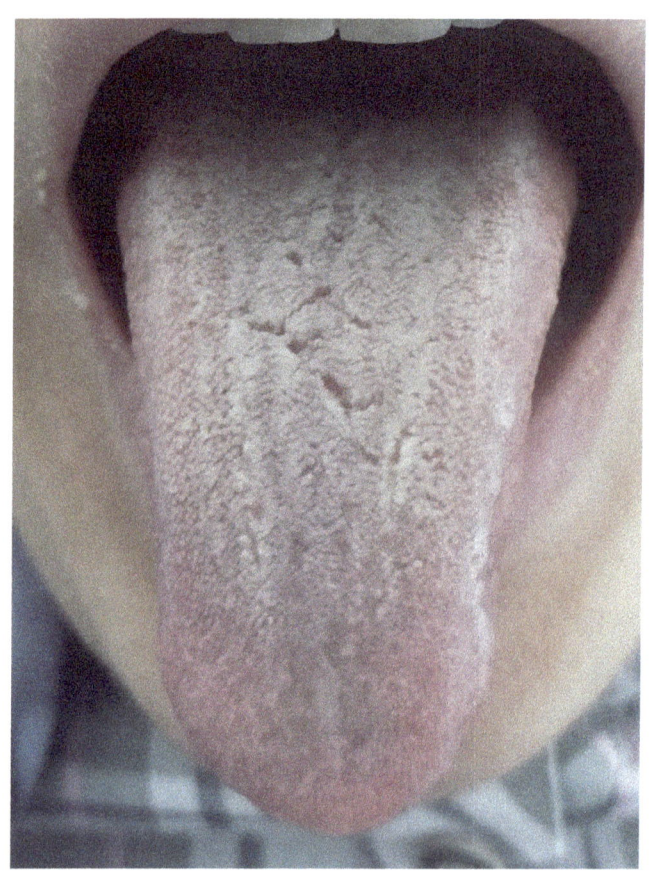

Şekil 106: Dil görüntüsü

Meridyen seyrinden arızalı havuzun safra kesesi meridyeni olduğunu anlıyoruz. Bu vaka çok ilginç bir vaka. Hasta kafada Yang dominant bir ağrı tarif ederken, ayakta Yin dominant bir ağrı tarif ediyor. Bu tür vakalarda Yin ve Yangın birbirine yakın seviyede olduğu düşünülür. Bu nedenle kafa gibi vücudun Yang tarafında, ağrı Yang dominant özellik gösterirken ayak gibi vücudun Yin tarafında ise Yin dominant özellik gösterebilir. Hastanın nabzını da göz önünde bulundurduğumuzda Yin ve Yang'ın beraber azaldığı fakat Yang'ın Yin'e oranla kısmen baskın olduğu anlaşılmaktadır (Şekil 107).

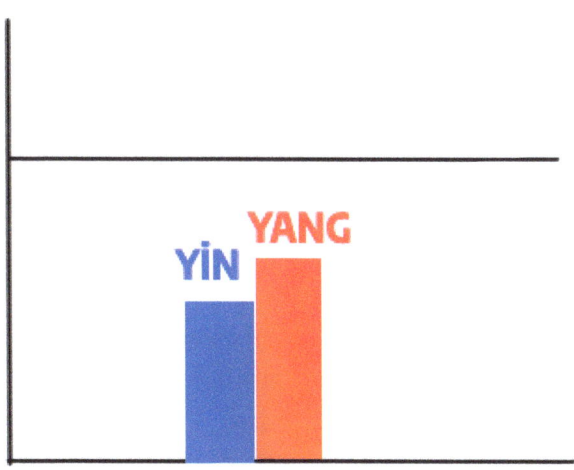

Şekil 107: Yang'ın baskın olduğu Yin ve Yang azalması

Bu tür kronik vakalarda dil pasından ziyade dil gövdesine yönelmek gerekir. Dil pasının bu şekilde kalın ve kuru olduğu kronik vakalarda daha çok kabızlık beklenir ki sorguladığımızda kabızlığın olduğunu doğruladık.

Bu tür vakada Yang dominant baş ağrısı var deyip Yang'ı baskılayıp Yin'i beslersek ayak ağrısının şiddetlendiğini görürüz. Bu nedenle yapmamız gereken şey 2 tane soğuk su çeşmesi ile birlikte bir tane de sıcak su çeşmesi açmak olacaktır. Soğuk su çeşmesini açmak için karaciğerin tonifikasyon noktası (Liv 8) ve tonifiye edici manevrayla yuan noktası (Liv 3), sıcak su çeşmesini açmak için safra kesesinin tonifikasyon noktası (GB 43) kullanılabilir. Bu hastanın uzun süreli sonuçlarını henüz görmemekle birlikte daha ikinci akupunktur seansında şikayetleri rahatladı.

Örnekler daha da uzatılabilir fakat amacımız anlattığımız prensipler üzerine hastalara yaklaşımın pratiğini en kısa sürede ve en kısa şekilde okuyucuya vermek olduğundan, ağaç elementi ile ilgili örneklerin yeterli olduğunu varsayıp su elementi ile devam edelim.

BÖBREK MERİDYENİ BEŞ SHU NOKTALARI

Böbrek meridyeni ayak tabanından başlar, toraksta sonlanır. Başladığı nokta ayak tabanı olduğundan, 1 sayısı ile başlar. İlk üç nokta sırayla gider: Kid 1, kid 2, kid 3. Dördüncü ve beşinci nokta atlayarak gider, dördüncü nokta ayak bileği çevresinde "kid

7", beşinci nokta diz çevresinde "kid 10" noktasıdır. İlk bulmamız gereken nokta element noktasıydı. Böbrek, su elementine ait olduğundan "Kid 10" element noktası olmuş oluyor. Bir öncesi "Kid 7" tonifikasyon noktası, onun da bir öncesi "Kid 3" nene noktasıdır. Element noktasından bir sonraki "Kid 1" oğul noktası, onun da bir sonrası "Kid 2" torun noktasıdır (Şekil 108)

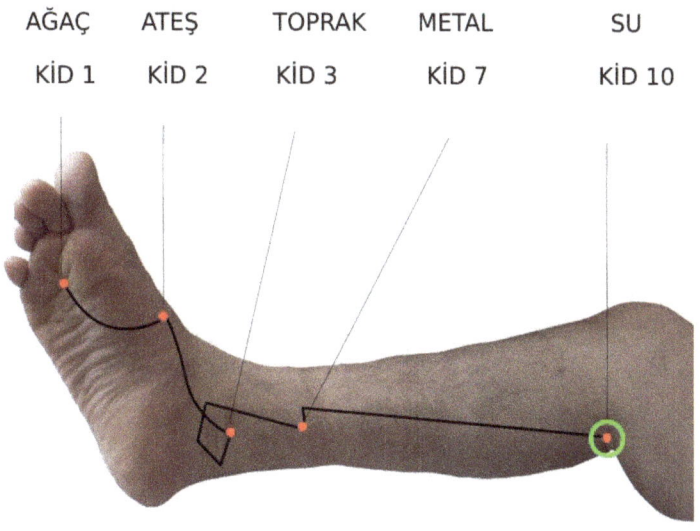

Şekil 108: Böbrek meridyeni beş shu noktaları

Böbrek meridyeni ayak tabanına ulaşan tek meridyen olduğu için ayak tabanı ve topukla ilgili hastalıklar böbrek meridyeni üzerinden tedavi edilir. Kid 1 ve kid 2 noktaları musluğu kapatan noktalardır. Yin meridyen olduğu için soğuk su musluğunu kapattığını söylemeye gerek yok zannederim. Su elementinin ilişkili olduğu dokulardan biri de kemik dokusu olduğundan, büyüme çağındaki çocuklarda kid 1 ve kid 2 noktaları büyüme ve gelişme geriliğine neden olma ihtimalinden dolayı kullanılmaları önerilmez. Yine osteoporozu olan yaşlılarda ve iyileşme dönemindeki kemik fraktürlerinde de kullanılmaları tavsiye edilmez. Kid 1 noktası epileptik ataklarda veya ateşe bağlı havale durumlarında veya bayılma durumunda acil durum noktası olarak kullanılabilir.

Kid 3 noktası özellikli bir noktadır. Yin meridyenlerde distalden itibaren üçüncü nokta yuan noktasıydı. Bu nokta yuan noktası olması hasebiyle böbreğin Yin'ini artırma potansiyeli olduğu gibi nene noktası olması dolayısıyla böbreğin Yang'ını artırma potansiyeli de vardır. Bu nedenle gerek böbreğin Yin eksikliklerinde gerekse de Yang eksikliklerinde kullanılabilir.

Kid 7 noktası hakkında da kaynaklarda sürekli bir tartışmanın olduğuna şahit olabilirsiniz. Kimi kaynağa göre böbreğin Yang'ını, kimi kaynağa göre de böbreğin Yin'ini artırır. Bu biraz da uygulanan beş element akupunkturunun, farklı ekolller arasında farklı şekillerde uygulanıyor olmasından kaynaklanmaktadır. Bizim öğrenmiş olduğumuz beş element akupunkturuna göre böbreğin büyük oranda Yin'ini, kısmen de Yang'ını artırır. Bu nedenle soğuk su çeşmesini açan noktadır diyoruz.

MESANE MERİDYENİ BEŞ SHU NOKTALARI

Mesane meridyeni kafadan başlar, küçük ayak parmağı lateral köşesinde sonlanır. Ayakta sonlandığı nokta UB 67 noktasıdır. İlk üç nokta sırayla gider: UB 67, UB 66, UB 65. Dördüncü ve beşinci nokta atlayarak gider, dördüncü nokta ayak bileğinde UB 60, beşinci nokta diz arkasında UB 40 noktasıdır. Şimdi isimlendirmeyi yapalım. Yang meridyenler metal ile başlıyordu. UB 67 metal, UB 66 su, UB 65 ağaç, UB 60 ateş, UB 40 toprak noktası olarak adlandırılır. İlk bulacağımız nokta element noktasıydı. Bu durumda UB 66 element noktasıdır. Element noktasının bir öncesi (UB 67) tonifikasyon noktası, onun da bir öncesi (UB 40) nene noktasıdır. Element noktasından sonraki nokta (UB 65) oğul noktası, ondan sonraki nokta da (UB 60) torun noktasıdır (Şekil 109).

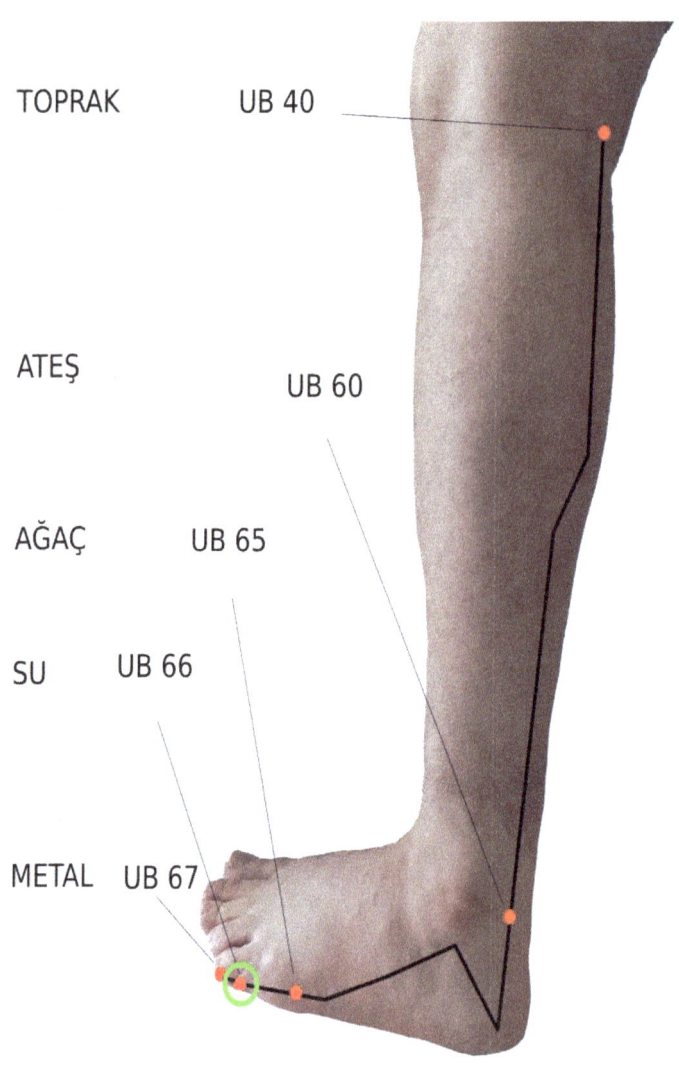

Şekil 109: Mesane meridyeni beş shu noktaları

UB 67 noktası musluğu açan noktadır. Mesanenin, dolaylı olarak da böbreğin büyük oranda Yang'ını artırır. Uterus ve prostatın kendine ait bir meridyeni yoktur. Bunlara ait hastalıklar, mesane meridyeni üzerinden tedavi edilir. UB 67 noktası uterusun da Yang'ını artırdığından, kullanıldığında uterus kontraksiyonlarını artırır. Bu nedenle fetal malpozisyon ve uzamış gebelik gibi özel bir amaç olmadığı sürece gebelikte kullanımı kontrendikedir. Makat gelişi olan bebeklerde, bebeği baş aşağı pozisyona getirmek için UB 67 noktasına moksa uygulaması, klinikte sık uygulanan etkili bir tedavi şeklidir.

UB 65 ve UB 60 noktaları musluğu kapatan noktalardır. UB 60 noktası aşil tendinitinde hem lokal nokta olarak hem de enerjiyi dengeleyen nokta olarak sık kullanılır. Yine Yang dominant ense ağrılarının tedavisinde UB 65 noktasından ziyade, UB 60 noktası tercih edilir. Bunun nedeni Master Tung akupunkturunun etkisi olabilir. Master Tung akupunkturunda, uzuvlarla vücut arasındaki anatomik benzerlikten istifade edilerek nokta seçilir. Örneğin el bileği ve ayak bileği, anatomik olarak insan vücudunda boyun bölgesine benzediğinden, boyun ağrılarında bu bölgeden nokta seçmek, bu yöntemin tedavi prensiplerinden biridir.

UB 40 noktası nene noktasıdır ve mesanenin Yin'ini artırır. Giovanni, Yin dominant bel ağrılarında UB 40 noktasını tercih etmediğini belirtir. Halbuki UB 40 noktası bel için ampirik distal nokta olarak kullanılır. Giovanni pratikte beş element akupunkturunu uygulamaz ve bu söylediği öneriyi, kendi pratik uygulamalarının bir neticesi ve tecrübelerine binaen söyler. Öğrendiğimiz beş element akupunkturu, Giovanninin bu tecrübesini doğrular ve nedenini de gördüğünüz gibi çok güzel açıklar.

SU ELEMENTİ İLE İLGİLİ ÖRNEK VAKALAR

ÖRNEK VAKA1 (BEL AĞRISI):

1 haftadır bacak arkasına vuran şiddetli bel ağrısı şikâyeti olan hastanın sabahları kalktığında ağrısı çok şiddetli imiş, harekete başladığında artma oluyor fakat gün içinde hareketle azalıyormuş. Özellikle diş fırçalamak gibi, yüzünü yıkamak gibi öne eğilme gerektiren durumlarda ağrı bıçak saplanır tarzda giriyormuş. Sorgulandığında idrarının miktarının bol ve renginin açık olduğu öğrenildi. Daha önce de ara sıra bu şekilde ağrılı atak öyküsünün olduğunu belirten hastanın, bacağa vuran ağrı lokalizasyonu palpe edildiğinde mesane meridyeni boyunca birkaç hassas nokta tespit edildi. Dil korpusu şiş ve soluk olarak izlendi ve diş izleri görüldü. Dil pası kısmen kalın ve beyaz renkli idi. Nabız sağ taraf proksimal ve orta

seviyede derin, geniş ve yumuşak kıvamda hissedildi. Hastadaki tedavi planımız nasıl olmalı?

Bu vakada arızalı havuzun mesane meridyeni olduğu aşikâr. Bu nedenle direkt ikinci adımı yorumlamaya çalışalım. Yani havuzun sıcak mı soğuk mu olduğunu bulalım. Hastanın şikayetlerinin gün içinde hareketle azalıyor olması havuzun soğuk olduğuna işaret eder. Nem ağrılarına dikkat edilmesi gerektiğini söylemiştik. Bunların sabah kalktıklarında tutukluk yaşadıklarını, bu nedenle ilk hareketin çok ağrılı olduğunu, bu özelliği ile yanlışlıkla Yang dominant ağrı tanısı konulabileceğini belirmiştik. Nem tipi ağrılar, her ne kadar hareketin başlangıcındaki ilk birkaç saat artsa da gün içerisinde, hareketle ve vücut ısındıkça rahatlamaya başlar. O halde bu durum bize havuzun soğuk olduğunu düşündürdü. Bu hastalar, öyküde belirtildiği gibi, öne eğilme gerektiren aktivitelerde genellikle ağrılarının bıçak gibi saplandığını belirtirler. Ön taraf Yin olduğu için, öne eğilmek bu hastaların Yin'ini daha belirgin hale getirip ağrıya neden olabilir. Bu öykü de havuzun serin olduğunu destekler. Dil ve nabız bulguları da havuzun serin olduğunu doğrular mahiyette. Olayın kronik rekürren olması ve hasta bize atak sırasında gelmesi nedeniyle Yin ve Yang enerjiden birini artmış, diğerini azalmış olarak görmeyi bekleriz. Havuzu soğuk olarak bulduğumuza göre Yin enerjiyi artmış, Yang enerjiyi azalmış olarak yorumlarız (Şekil 110).

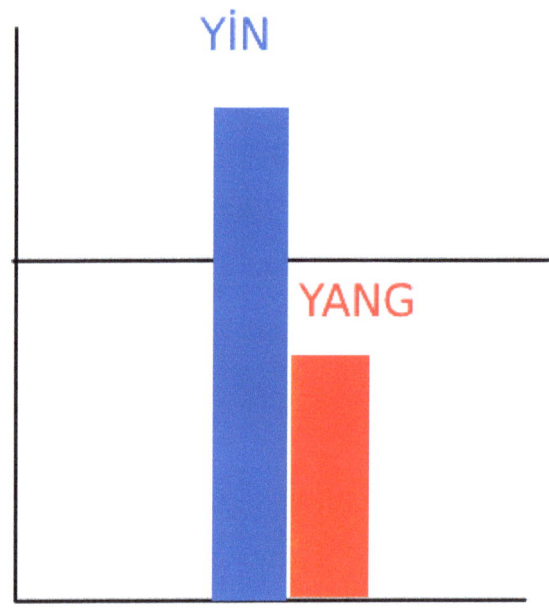

Şekil 110: Yang yetersizliği, Yin hiperaktivitesi

Bu durumda yapmamız gereken şey soğuk su çeşmesini kapamak, sıcak su çeşmesini açmak olacaktır. Kronik rekürren vakalarda sedasyon işlemini ikinci planda düşündüğümü söylemiştim. Bu vakada da öncelikle 2-3 tane sıcak su çeşmesi açılır, hasta rahatlamazsa soğuk su çeşmesi kapatılır. Sıcak su çeşmesini açmak için mesane meridyeninin tonifikasyon noktası (UB 67) veya tonifiye edici manevrayla element noktası (UB 66) veya böbrek meridyeninin nene noktası (Kid 3) kullanılabilir. Soğuk suyu kapamak için böbrek meridyeninin oğul (Kid 1) ve torun (Kid 2) noktaları kullanılabilir. Hastada toprak elementi üzerinden nemi uzaklaştırıcı noktaların da kullanılması uygun olur. Bu amaçla ilk olarak Sp 9 (lasix noktası) akla gelse de bu nokta Yin enerjiyi böbreğe gönderdiği için, böbreğin Yin Yükünü daha da artıracağından bu vaka için çok uygun olmaz. Balgam sökücü nokta olarak bilinen midenin luo noktası olan St 40 noktasının tedaviye ilave edilmesi uygun olur. Aslında bu kitapta beş shu noktaları haricindeki noktalardan bahsetmeyi çok fazla düşünmüyordum fakat yeri gelmişken kısaca luo yuan nokta kombinasyonlarından da bahsetmenin uygun olabileceği kanaati hasıl oldu.

İki eşlenik meridyen arasında, enerjinin birbirine geçebileceği luo kanalları vardır. Bu luo kanalı vasıtasıyla enerji geçişini istiyorsak, eşlenik meridyenlerden biri üzerindeki luo noktasını kullanıyorsak diğerinin üzerinden de yuan noktasını kullanmamız gerekir. Enerjinin luo noktasından yuan noktasına mı geçtiği yoksa yuan noktasından luo noktasına doğru mu geçtiği konusu kaynaklarda ihtilaf vardır. Bu işlemi her iki nokta üzerinden de yapabilirsiniz. Eğer luo noktasından yuan noktasına doğru enerjinin transfer edilmesini istiyorsanız, luo noktası sedatize, yuan noktası tonifiye edilir. Eğer yuan noktasından luo noktasına doğru enerjinin transfer olmasını istiyorsanız yuan noktası sedatize, luo noktası tonifiye edilir. Örnek vakamızdaki gibi Yin ve Yang enerjiden birinin düştüğü, diğerinin yükseldiği vakalarda luo yuan nokta kombinasyonları tedavide sık kullanılır. Örnek vakamız üzerinde, bu noktaların kullanımını biraz açalım. Böbreğin Yin'ini azaltmak, Yang'ını artırmak istediğimiz örnek vakamızda luo yuan noktaları üzerinden bu işi iki yolla yaparız. Birinci yol, böbrek meridyeninin yuan noktası (kid 3) sedatize, mesane meridyeninin luo noktası (UB 58) tonifiye edilerek yapılabilir. İkinci yol ise böbrek meridyeninin luo noktası (kid 4) sedatize, mesane meridyeninin yuan noktası (UB 64) tonifiye edilerek yapılabilir. Aslında okuyucunun kafasını karıştıracak bir durum yok. Her iki yolda da böbreği sedatize, mesaneyi tonifiye ettik. Böbrek meridyenindeki Yin enerji polarite değiştirip Yang enerji olarak mesane meridyenine itilmiş oldu. Dolayısıyla Yin azalıp Yang artmış oldu. Eşlenik meridyenleri sıcak ve soğuk su çeşmelerine benzetmiştik. Sıcak su çeşmesinden soğuk su çeşmesine veya soğuk su çeşmesinden sıcak su çeşmesine doğru enerji geçişlerinde bu polarite değişikliği olağandır. Eşlenik organların ise enerji görünümleri birbirine benzediğinden, bunlar arasındaki derin enerji geçişlerinde polarite değişikliği olmaz (Şekil 111).

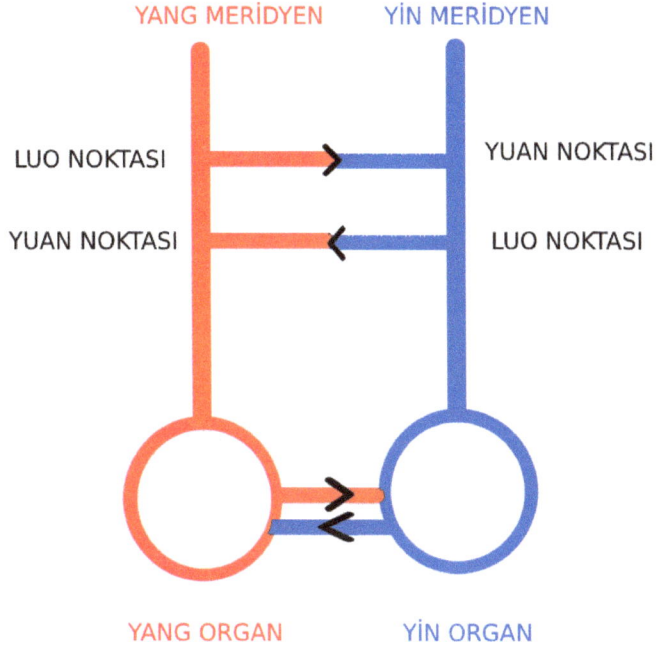

Şekil 111: Eşlenik organ ve meridyen arasındaki enerji geçişleri

ÖRNEK VAKA 2 (İŞİTME KAYBI):

Beş yıldır yavaş yavaş kulaklarda işitme kaybı başlayan hastanın yapılan muayenesinde bilateral fısıltıyı duyamadığı, rinne testinin bilateral negatif olduğu görüldü. Odyolojik inceleme sonrası hastaya otoskleroz tanısı konuldu. Dil muayenesinde dil korpusunda posteriordan anteriora doğru boylu boyunca yarık izlendi, dil pası kısmen kalın ve sarı renkli, dil ucu hiperemikti. Diş izleri olmasa da dil gövdesi şiş görünümdeydi (Şekil 112). Nabız sağ taraf posterior ve orta pozisyonda yüzeyel ve kısmen kalın olarak hissedildi. Sağ ortada kaygan olarak hissedildi.

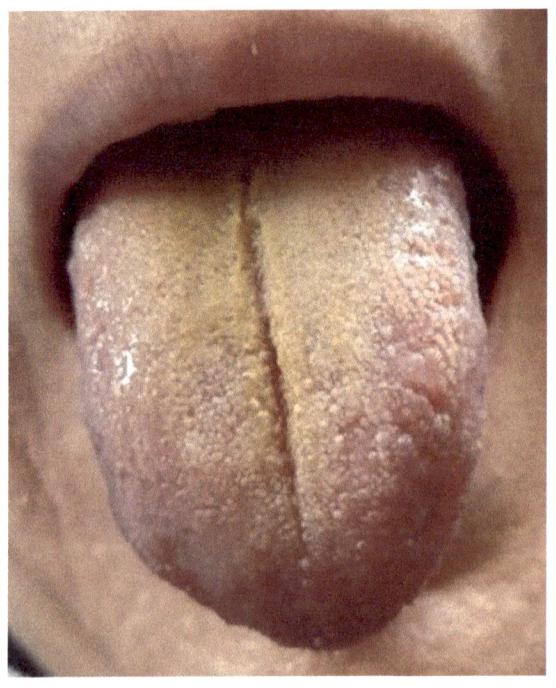

Şekil 112: Dil görüntüsü

Hastanın bize geliş şikâyeti işitme azlığı olduğu için, arızalı havuz olarak öncelikle böbrek havuzuna yönelmemiz gerekecek. Dil muayenesinde dil korposunda posteriordan anteriora doğru boylu boyunca yarık olması hastada mide ve kalp Yin yetersizliği olduğunu, arızalı hedef havuzun sadece böbrek olmaması gerektiğine işaret ediyor. Dil pasının sarı renkli olması, dil ucunun hiperemik olması ve yarık mevcudiyeti, havuzun sıcak olduğunu gösterir. Yin yetersizliklerinde dil korpusu genellikle ince yapılı olur. Bu dil korpusu ise ince görünümlü değil. Aynı zamanda mide Yin yetersizliği olmasına rağmen dil pasında kayıp yok. Bilakis biraz kalınlaşma ve sararma var. Anlaşılan bu vakada mide Yin yetersizliğine sekonder balgam birikimi mevcut. Yani hastada hem yetersizlik hem aşırılık birliktedir. Bu durumda hedefimizde üç tane havuz var ve bu havuzlar sıcak (Şekil 113).

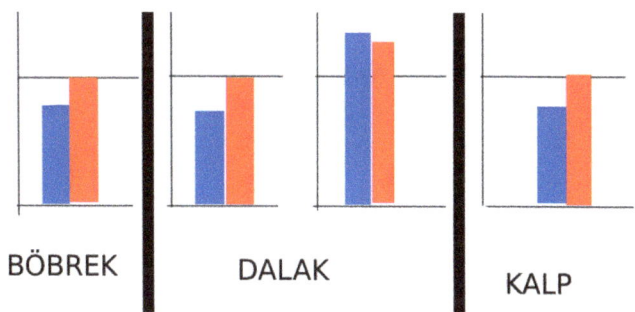

Şekil 113: Hedef havuzların muhtemel Yin Yang diyagramları

Hedef havuzlar için çizdiğimiz Yin Yang diyagramlarında Yang'ı normal olarak çizdik fakat kronik vakalarda Yang'ın da kısmen düşük olabileceğini unutmayın. Hastanın nabzını kısmen gergin olarak hissetmem nedeniyle bunu böyle çizdim.

Bu bulgular ışığında böbrek ve kalp havuzunda sadece soğuk su çeşmesini açmam yeterli olacaktır. Dalakta ise hem yetersizlik hem de aşırılık birlikte olduğundan, nabız muayenesi bize ne yapmamız gerektiği konusunda yol gösterecek. Hastada nabzı zayıf olarak alsaydım tonifikasyonla dalağın foksiyonlarını toparlar ve balgamın zamanla ortadan kaybolmasını beklerdim. Kaygan nabız algıladığımdan, balgamı sedatize ederek gidermeyi tercih ettim. Böbreğin soğuk su çeşmesini açmak için tonifikasyon noktası (Kid 7), tonifiye edici manevrayla element noktası (Kid 10) veya mesanenin nene noktası (UB 40) kullanılabilir. Kalbin soğuk su çeşmesini açmak için tonifikasyon noktası (He 9), tonifiye edici manevrayla element noktası (He 8) veya ince bağırsağın nene noktası (SI 2) kullanılabilir. Bu üç noktanın üçünün de açılması şart değil. Ben genellikle pratikte iki tane kullanıyorum. Balgamı da Sp 9 ve St 40 noktalarını sedatize ederek çözmeye çalıştık. Hastanın üçüncü seanstan sonra kulaklarında ses oluşmaya başladı. Bu ses hışırtı sesi şeklinde ve daha önce olmayan bir sesti. Dokuz veya onuncu seansa kadar bu ses azalarak devam etti ve sonrasında geçti. Hastanın işitmesi büyük oranda düzeldi.

Kulakta işitme kaybı veya çınlama olan her hastada tedaviye genellikle lokal nokta da ekliyorum. Tragus önünde sıralanan GB 2, SI 19, Sj 21noktalarını tek iğne ile oblik bir şekilde ve ağzı açık pozisyonda iğneliyorum. Bunlara genellikle Sj 17 ve GB 20 noktalarını da ilave ediyorum.

Akupunktur o kadar güzel bir tedavi şekli ki eğer doğru işler yaparsanız aldığınız neticeler çoğu zaman sizleri dahi şaşırtabilir. Bu hastanın Batı Tıbbı'na göre ameliyat veya cihaz kullanmaktan başka bir şansı yoktur. Hasta farklı nedenlerle ara sıra bana gelen bir hasta. Yaklaşık beş yıldır takipli olan hastanın işitmesinde herhangi bir gerileme izlenmedi.

ÖRNEK VAKA 3 (AŞİL TENDİNİTİ):

2-3 aydır yolda yürürken veya merdiven inip çıkarken sol ayak topuğunun üzerinde şiddetli ağrı tarif eden hastanın bu şikâyeti soğuk uygulamakla veya istirahatle rahatlıyormuş. Aşil tendiniti tanısı konulan hastanın fizik muayenesinde sağ taraf proksimal nabız ince ve tel gibi gergin olarak hissedildi. Dil muayenesinde dil korpusu kuru olarak görüldü. Bunun haricinde patolojik bir görüntü saptanmadı. Hastadaki tedavi planımız nasıl olmalı?

Topuğun bir tarafında böbrek meridyeni, diğer tarafında mesane meridyeni olduğundan topukla ilgili rahatsızlıklar su elementi üzerinden tedavi edilir. Ağrının hareketle ortaya çıkması istirahatle ve soğuk uygulamakla rahatlaması havuzun sıcak olduğuna işaret eder. Dil ve nabız bulguları da bunu doğrular nitelikte. Vaka subakut evrede olduğundan, hastada Yang'ın arttığı Yin'in azaldığı bir Yin Yang diyagramı bekleriz (Şekil 114).

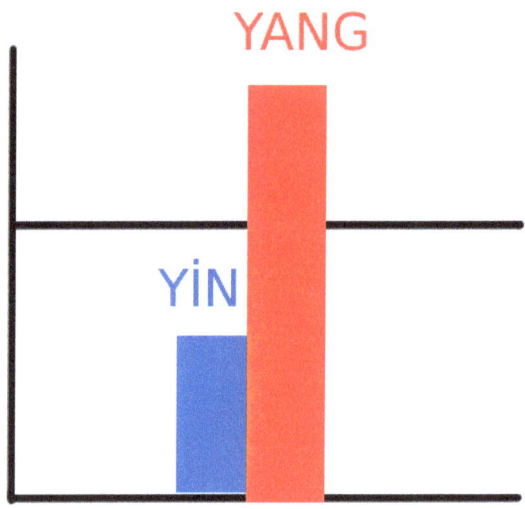

Şekil 114: Yin yetersizliğine bağlı Yang hiperaktivitesi

Bu durumda hastada yapmamız gereken şey sıcak su çeşmesini kısmak soğuk su çeşmesini açmak olacaktır. Soğuk su çeşmesini açmak için böbrek meridyeninin tonifikayon noktası (kid 7), tonifiye edici manevrayla element noktası (Kid 10) veya mesane meridyeninin nene noktası (UB 40) kullanılabilir. Sıcak su çeşmesini kapamak için mesane meridyeninin oğul noktası (UB 65) veya torun noktası (UB 60) kullanılabilir. UB 60 noktası aynı zamanda lokal nokta olduğundan daha fazla tercih edilir. Bu hastada Kid 3 noktasını lokal nokta olarak kullanabilir miyiz diye bir soru sorsam, cevabınız ne olur acaba. Kid 3 noktası böbrek meridyeninin nene noktası olduğundan Yang'ını artırır. Bu ise bizim istediğimiz bir şey değil. Bu nokta ısıyı tahliye eden sedasyon manevrasıyla kullanılabilir. Bu manevra şeklinde iğneyi aşağı iterken tek seviyede girilir, yukarı çekerken üç farklı seviyede çekilir (Şekil 115). Lateral epikondilit vakalarında LI 11 noktasını lokal nokta olarak kullanacağımız durumlarda da iğne bu şekilde kullanılabilir.

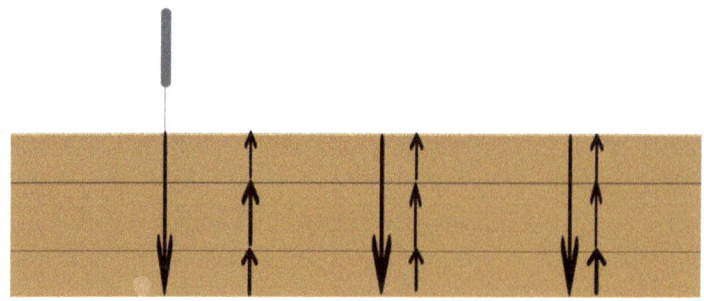

Şekil 115: Isı tahliye manevrası

Tendonlar ağaç elementi ile ilişkili olduğundan safra kesesi meridyeni üzerinden nene noktasının (GB 34) tedaviye eklenmesi uygun olur. Bu nokta aynı zamanda sekiz etkili noktadan biridir ve tendonların etkili noktasıdır.

ÖRNEK VAKA 4 (YAYGIN EKLEM AĞRISI):

Yıllardır yaygın eklem ağrısı olan hastanın bu ağrıları soğuk ve nemli havalarda şiddetleniyormuş. Sabah kalktığında bir süre tutukluk yaşayan hastanın gün içinde ağrıları azalıyormuş. Özellikle ayaklarının çok üşüdüğünü, sık idrara çıktığını, her çıktığında idrarının genellikle bol ve açık renkli olduğunu söyleyen hasta eğer evden dışarı çıkacaksa, olmadık yerde idrarını tutamamaktan korktuğu için su içmiyormuş.

Dil korpusu geniş ve soluk görünümde, dil pası kısmen kalın ve beyaz renkte izlendi. Nabız sağ taraf posteriorda zayıf, derinde ve geniş olarak hissedildi. Hastadaki tedavi planımız nasıl olmalı?

Belirli bir meridyen tarif etmeyen yaygın eklem ağrılarında hedef havuzumuz böbrek olmalı. Hastanın ağrılarının soğuk ve nemli havalarda şiddetlenmesi havuzun soğuk olduğuna işaret eder. Böbrek Yang'ının yetersiz olduğu hastalar ayaklarını bir türlü ısıtamamaktan muzdariptirler. Bu hastalar yazın dahi genellikle kat kat çorap giyerler. Hastanın nabız ve dil bulguları da arızalı havuzun soğuk olduğunu destekler mahiyette. Nabız bulgusu ve şikâyetin yıllardır olması vakanın yetersizlik vakası olduğunu destekler mahiyette. Bu bulgular ışığında hastada beklediğimiz Yin Yang diyagramı aşağıdaki gibidir (Şekil 116).

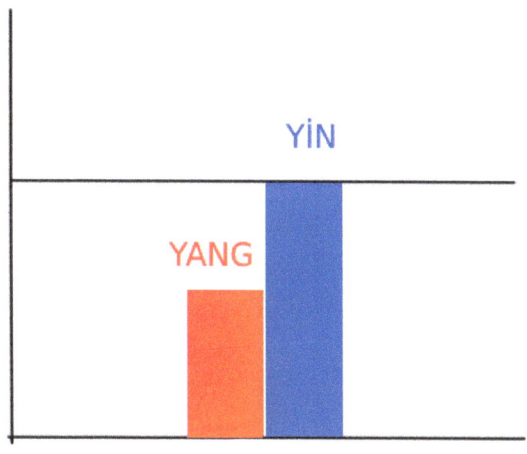

Şekil 116: Boş soğuk

Hastada yapmamız gereken şey sıcak su çeşmesini açmak olacaktır. Bu amaçla mesane meridyeninin tonifikasyon noktası (UB 67), tonifiye edici manevrayla element noktası (UB 66), böbrek meridyeninin nene noktası (Kid 3) kullanışlı noktalardır. Kid 1 noktasına moksa uygulaması da iyi olur.

Sabah tutukluğu vücutta nem birikimi olduğuna delildir. Bu amaçla St 40 noktası tonifiye edici manevrayla kullanılabilir. Bu vakada da böbreğin Yin yükünü artıracağı için Sp 9 (Lasix noktası) düşünülmez.

ÖRNEK VAKA 5 (TİNNİTUS):

Yaklaşık 5-6 yıl önce yüksek bir sese maruziyet sonrası sol kulağında çınlama başlayan hastanın bu şikâyeti aşırı yorulduğunda, uykusuz kaldığında ve yoğun stres döneminde artıyormuş. Dil muayenesinde dil korpusu kısmen hiperemik ve kuru, dil pası da sararmış olarak izlendi (Şekil 117). Nabız sağ taraf proksimal pozisyonda ince, yüzeyel ve kısmen gergin olarak hissedildi. Hastadaki tedavi planımız nasıl olmalı?

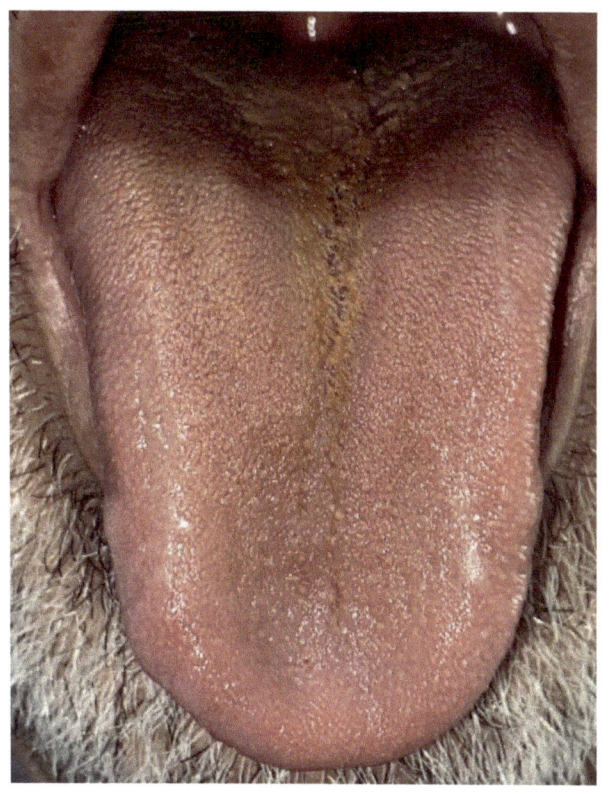

Şekil 117: Dil görüntüsü

Kulak, su elementi ile ilişkili duyu organı olduğu için öncelikle yönelmemiz gereken arızalı havuz su elementine ait organlar olacaktır. Hastanın dilinin kısmen kuru ve hiperemik olması, nabzının yüzeyel ve kısmen gergin olması havuzun sıcak olduğunu gösteriyor. Şikâyetin uzun süreli olması, nabzın ince olması yetersizlik vakası olduğunun delilleridir. Bu bulgular ışığında hastadaki beklediğimiz Yin Yang diyagram aşağıdaki gibidir (Şekil 118).

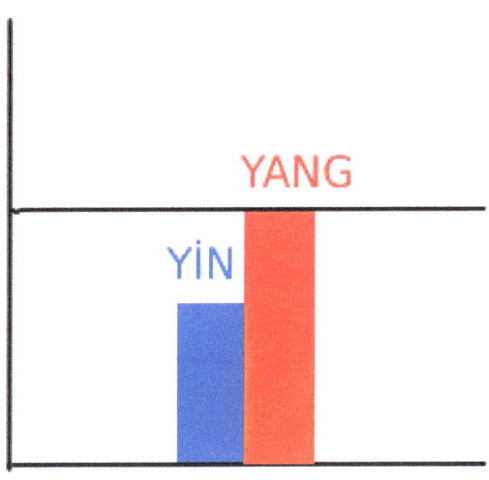

Şekil 118: Boş sıcak

Bu durumda hastada yapmamız gereken tek şey soğuk su musluğunu açmak olacaktır. Bu amaçla hastada böbrek meridyeninin tonifikasyon noktası (Kid 7), tonifiye edici manevra ile element noktası (Kid 10) veya mesanenin nene noktası (UB 40) kullanıldı. Lokal nokta olarak GB 2, SI 19 ve Sj 21 noktaları oblik olarak tek iğne iğnelendi. GB 20 ve Sj 17 noktaları da lokal nokta olarak kullanıldı. Toplamda 10 seans olacak şekilde haftada 2 seans ile gidildi. Tedavi sonrası şikâyet büyük oranda rahatladı.

Bu hastanın nabzını hafif gergin olarak değil de zayıf olarak alsaydım, Yin Yang diyagramını aşağıdaki şekildeki gibi olduğunu düşünürdüm (Şekil 119).

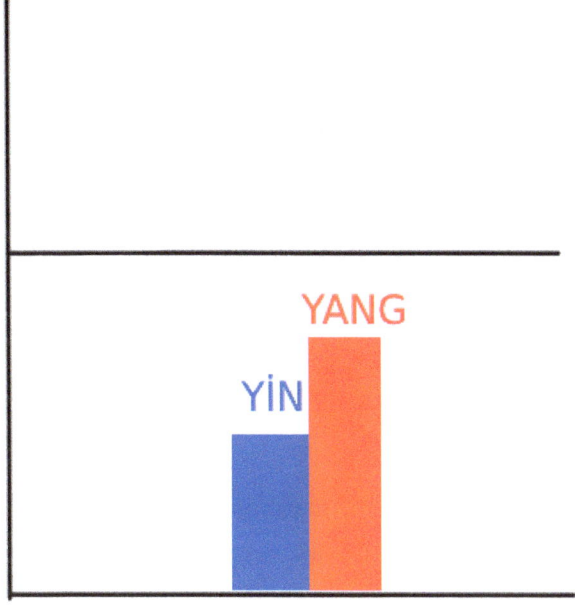

Şekil 119: Boş sıcak

Bu durumda tedavide yukarıda zikrettiğim üç tane soğuk su çeşmesine, Kid 3 gibi bir tane de sıcak su çeşmesi eklerdim.

Su elementi ile ilgili örnek vakaların konunun anlaşılması için yeterli olduğunu var sayıyorum. Böylece tüm elementlerin beş shu noktalarını, bunların klinikte nasıl kullanıldığına dair örnekleri bitirmiş olduk. Kitapta hastalıklara yaklaşım tarzı çok sistematik bir şekilde sunulmaya çalışıldı. Eğer akupunkturu anlattığım tarzda öğrendiniz ise, hastalıklara yaklaşımın mantığını kavradınız ise tedavide, bozulan Yin Yang dengesini tekrar dengeye getirme işini farklı noktalar üzerinden de yapabilirsiniz. Fakat sizlere tevsiyem tedavide öncelikle beş shu noktalarını kullanın. Zamanla diğer noktaları da aynı mantık üzerine uygulamalarınıza dahil ettiğinizde tedavi başarı oranınız her geçen gün artacaktır. Her hastada, anlamasanız dahi dil ve nabız mayenesini ihmal etmeyin. Merdivenin son basamağına ulaşmak için önce ilk basamağa adım atmalısınız. Kusursuzluk ve hatasız olmak Allah'a mahsustur. Ne kadar dikkat etsemde kitapta mutlaka eksik ve hatalar olacaktır. Eksiklikler tarafıma iletilirse düzeltilmeye çalışılacaktır. Kalın sağlıcakla...

KAYNAKLAR

- Radha Thambirajah, Energetics in Acupuncture, Five Element Acupuncture, Second Edition 2008
- adha Thambirajah,Cosmetic Acupuncture, A traditional Chinese Medicine Approach to Cosmetic and Dermatological Problems,2009
- iovanni Maciocia,The Foundations of Chinese Medicine, third edition,2015
- iovanni Maciocia, The Practice of Chinese Medicine, The Treatment of Diseases with Acupuncture and Chinese Herbs, Second Edition,2008
- ans-Urlich Hecker, Angelika Steveling,Elmar T. Peuker,Joerg Kastner,Practice of Acupuncture,Point location-Tecniques-Treatment Options
- laudia Focks, Atlas of Acupuncture,Second Edition 2006
- tux,Berman, Pomeranz, Basic of Acupuncture,5 th Edition,2003
- hen Jirui, Nissi Wang, Acupuncture Case Histories from China,1988
- Evidence-Based Complementary and Alternative Medicine Volume 2015, Article ID 361974, 17 pages

- Open Access Library Journal > Vol.4 No.12, December 2017, Five Parifhases Music Therapy (FPMT) in Chinese Medicine: Fundamentals and Application, Hui Zhang, Han Lai
- The Five Elements And Other Essential Rules In Acupuncture Treatment, By Ulrich Wilhelm Lippelt
- Classical chinese medicine, liu lihong
- Martin Wang, More Than Acupuncture: Questions and Answers about Chinese Medicine, First edition 2018
- Introduction to Formulae of Traditional Chinese Medicine, Jin Yang, Huang Huang, Li-jiang Zhu, 2005
- Giovanni Macciocia, Tongue Diagnosis in Chinese Medicine, Revised Edition, Fifth Printing, 2000

www.ingramcontent.com/pod-product-compliance
Lightning Source LLC
LaVergne TN
LVHW050140080526
838202LV00062B/6538